现代妇产科疾病诊疗与护理

仲　林　刘小红　易淑英　耿凤丽　蒋香莲　李　霞 ◎ 主编

吉林科学技术出版社

图书在版编目（CIP）数据

现代妇产科疾病诊疗与护理/仲林等主编. --长春：
吉林科学技术出版社，2024.6. --ISBN 978-7-5744
-1619-2

I. R71；R473.71

中国国家版本馆 CIP 数据核字第 2024GS1343 号

现代妇产科疾病诊疗与护理

主　　编　仲　林　等
出 版 人　宛　霞
责任编辑　钟金女
封面设计　石　加
制　　版　石　加
幅面尺寸　185mm×260mm
开　　本　16
字　　数　150 千字
印　　张　9.875
印　　数　1~1500 册
版　　次　2024 年6月第1 版
印　　次　2024年10月第1次印刷

出　　版　吉林科学技术出版社
发　　行　吉林科学技术出版社
地　　址　长春市福祉大路5788 号出版大厦A 座
邮　　编　130118
发行部电话/传真　0431-81629529 81629530 81629531
　　　　　　　　　　81629532 81629533 81629534
储运部电话　0431-86059116
编辑部电话　0431-81629510
印　　刷　廊坊市印艺阁数字科技有限公司

书　　号　ISBN 978-7-5744-1619-2
定　　价　60.00元

《现代妇产科疾病诊疗与护理》

编委会

主　编

仲　林　龙口市人民医院

刘小红　德州市德城区妇女儿童医院

易淑英　于都县人民医院

耿凤丽　山东省菏泽市单县中心医院

蒋香莲　浮梁县人民（中）医院

李　霞　山东第二医科大学附属医院（原潍坊医学院附属医院）

副主编

高少波　青岛大学附属医院

符芳婷　海南省儋州市人民医院

李汀兰　四川省阿坝藏族羌族自治州人民医院

吕兴洋　遵义医科大学第五附属（珠海）医院

丁黎黎　浙江省淳安县第一人民医院

邵樟芳　浙江省淳安县第一人民医院

王　倩　重庆市长寿区人民医院

冯　玲　湖北省武汉市蔡甸区妇幼保健院

前　言

　　妇产科疾病是危害妇女健康的严重疾患，不断提高对该类疾病的早期诊断、预防和治疗水平，普及对妇科、产科疾病基本检查和临床研究的认识，愈为重要。本书系统、全面地介绍了当代妇产科理论与临床实践，全面系统地描述了与妇产科相关的基础理论、基本技能，介绍当代妇产科相关诊疗方面的最新进展，还介绍了妇产科常用的护理技术。在编写过程中，注重基础理论和基本技能的阐述，集中反映近年来与妇产科相关的新观点、新技术，并结合作者的临床实践，力求使内容更加深入、具体，便于实际操作。全书理论联系实际，内容翔实，适合临床医师、药师参考使用。

前　言

目　录

第一章　女性生殖器官炎症

第一节　外阴及阴道炎症

外阴及阴道炎症是妇科最常见疾病，各年龄组均可发病。外阴及阴道与尿道、肛门毗邻，局部潮湿，易受污染；生育年龄妇女性活动较为频繁，且外阴阴道是分娩、宫腔操作的必经之道，容易受到损伤及外界病原体的感染；绝经后妇女及婴幼儿雌激素水平低，局部抵抗力下降，也易发生感染。外阴及阴道炎症可单独存在，两者也可同时存在。

1.阴道正常微生物群

正常阴道内有微生物寄居，形成阴道正常微生物群，包括：①革兰阳性需氧菌及兼性厌氧菌，如乳杆菌、棒状杆菌、非溶血性链球菌、肠球菌及表皮葡萄球菌等；②革兰阴性需氧菌及兼性厌氧菌，如加德纳菌（此菌革兰染色变异，有时呈革兰阳性）、大肠埃希菌及摩根菌等；③专性厌氧菌，如消化球菌、消化链球菌、类杆菌、动弯杆菌、梭杆菌及普雷沃菌等；④支原体及假丝酵母菌。正常状态下妇女阴道内可分离出20余种微生物，平均每位妇女可分离出6～8种微生物，其中以细菌为主。

2.阴道生态系统及影响阴道生态平衡的因素

虽然正常阴道内有多种微生物存在，但由于阴道与这些微生物之间形成生态平衡并不致病。在维持阴道生态平衡中，乳杆菌、阴道 pH 及雌激素起重要作用。在生理期情况下，雌激素使阴道上皮增生变厚并增加细胞内糖原含量，阴道上皮细胞分解糖原为单糖，阴道乳杆菌将单糖转化为乳酸，维持阴道正常的酸性环境（pH≤4.5，多在3.8～4.4），抑制其他病原体生长，称为阴道自净作用。在正常的阴道菌群中，以产生过氧化氢（H_2O）的乳杆菌为优势菌，乳杆菌除维持阴道的酸性环境外，其产生的 H_2O 及其他抗微生物因子可抑制或杀灭其他细菌，同时通过竞争排斥机制阻止致病微生物黏附于阴道上皮细胞，维持阴道微生物生态平衡。体内雌激素下降或阴道 pH 升高，如频繁性交（性交后阴道 pH 可升至 7.2，并维持 6～8 小时）、阴道灌洗等，均不利于乳杆菌生长；此外，长期使用广谱抗生素抑制乳杆菌生长，或机体免疫力低下，阴道微生态平衡破坏，均可使其他致病的病原体成为优势菌，引起炎症。

一、非特异性外阴炎

非特异性外阴炎是由物理、化学因素而非病原体所致的外阴皮肤或黏膜的炎症。

（一）病因

首先，外阴与尿道、肛门邻近，经常受到经血、阴道分泌物、尿液、粪便的刺激，若不注意皮肤清洁易引起外阴炎；其次，糖尿病患者糖尿的刺激、粪瘘患者粪便的刺激，以及尿瘘患者尿液的长期浸渍等也可引起外阴炎；其次，穿紧身化纤内裤导致局部通透性差，局部潮湿，以及经期使用卫生巾的刺激，均可引起非特异性外阴炎。

（二）临床表现

临床表现为外阴皮肤瘙痒、疼痛、烧灼感，特别是在活动、性交、排尿及排便时加重。检查见局部充血、肿胀、糜烂，常有抓痕，严重时容易形成溃疡或湿疹。慢性炎症可使皮肤增厚、粗糙、皲裂，甚至苔藓样变。

（三）治疗

1.局部治疗

局部治疗可用 0.1%聚维酮碘或 1：5000 高锰酸钾溶液坐浴，也可选用其他具有抗菌消炎作用的药物外用。坐浴后涂抗生素软膏或紫草油。此外，可选用中药煎水熏洗外阴部，每日 1～2 次。急性期还可选用红外线等局部物理治疗。

2.病因治疗

积极寻找病因，若发现糖尿病应及时治疗糖尿病，若有尿瘘、粪瘘的情况应及时行修补术。

二、前庭大腺炎

前庭大腺炎指病原体侵入前庭大腺而引起的炎症。

（一）病因及病原体

因前庭大腺位于两侧大阴唇下 1/3 深部，腺管开口于处女膜与小阴唇之间，病原体容易侵入而引起炎症。此病以育龄妇女多见，幼女及绝经后妇女少见。主要病原体为内源性病原体（如葡萄球菌、大肠埃希菌、链球菌、肠球菌）及性传播疾病的病原体（如淋病奈瑟菌及沙眼衣原体）。急性炎症在发作时，病原体首先侵犯的是腺管，腺管呈急性化脓性炎症，腺管开口往往因肿胀或渗出物凝聚而阻塞，脓液不能外流、积存而形成脓肿，称前庭大腺脓肿。

（二）临床表现

前庭大腺炎炎症多为一侧，局部肿胀、疼痛、灼热感，行走不便，有时会致大小便困难。检查见局部皮肤红肿、发热、压痛明显。当脓肿形成时，可触及波动感，严重者直径可达 5~6cm，也可自行破溃，有脓液流出，患者可出现发热，以及腹股沟淋巴结胀痛等全身症状。

（三）治疗

急性期需卧床休息，局部要保持清洁。可取前庭大腺开口处分泌物做细菌培养，根据病原体选用敏感抗生素。在获得培养结果之前，可选择广谱抗生素。此外，可选用清热、解毒中的药局部热敷或坐浴。脓肿形成者可切开引流并做造口术，并放置引流条，尽量避免切口闭合后反复感染或形成囊肿。

三、前庭大腺囊肿

前庭大腺囊肿是因各种原因（如慢性炎症、先天性腺管狭窄、损伤等）导致的前庭大腺管开口部阻塞，分泌物积聚于腺腔而形成。

3

（一）临床表现

前庭大腺囊肿大小不等，多为由小逐渐增大，有些可持续数年不变。若囊肿小且无感染，患者可无自觉症状，往往于妇科检查时方被发现；若囊肿大，患者可感到外阴有坠胀感或有性交不适。检查见囊肿多为单侧，也可为双侧，囊肿多呈椭圆形。囊肿可继发感染形成脓肿而反复发作。

（二）治疗

治疗行前庭大腺囊肿造口术。

四、滴虫阴道炎

滴虫阴道炎是由阴道毛滴虫引起，多以泡沫状黄白色稀薄液体为特征的阴道炎症。

（一）病原体及致病特点

阴道毛滴虫是常见的性传播疾病病原体，其适宜在温度 $25\sim40^\circ\text{C}$、pH5.2～6.6 的潮湿环境中生长，在 pH5 以下或 pH7.5 以上的环境中则不生长。月经前、后阴道 pH 发生变化，月经后接近中性，隐藏在腺体及阴道皱襞中的滴虫得以繁殖，引起炎症发作。滴虫能消耗、吞噬阴道上皮细胞内的糖原，并可吞噬乳杆菌，阻碍乳酸生成，使阴道 pH 升高。滴虫阴道炎患者的阴道在 pH5～6.5，滴虫不仅寄生于阴道，还常侵入尿道或尿道旁腺，以及男方的包皮皱褶、尿道或前列腺中。滴虫能消耗氧，使阴道成为厌氧环境，易致厌氧菌繁殖。据美国有关部门报道称，约 60% 的患者同时患有合并细菌性阴道病。

（二）传播方式

1.经性交直接传播

性交是主要的传播方式。与女性患者有 1 次非保护性交后，约 70% 的男性发生感染，通过性交男性传染给女性的概率可能更高。由于男性感染滴虫后常无症状，易成为感染源。

2.间接传播

经公共浴池、浴盆、浴巾、游泳池、坐式便器、衣物、污染的器械及敷料等传播。

（三）临床表现

滴虫阴道炎潜伏期为4～28日。10%～50%患者无症状。主要症状是阴道分泌物增多及外阴瘙痒，或有灼热、疼痛、性交痛等。若尿道有感染，可有尿频、尿痛，有时可见血尿。阴道毛滴虫能吞噬精子，并能阻碍乳酸生成，影响精子在阴道内的存活，可致不孕。检查见阴道黏膜充血，严重者有散在出血斑点，甚至宫颈有出血点，形成"草莓样"宫颈，后穹窿有多量分泌物，呈灰黄色、黄白色稀薄液体或黄绿色脓性分泌物，呈泡沫状、有臭味。分泌物呈脓性是因分泌物中含有白细胞，若合并有其他感染则呈黄绿色；呈泡沫状有臭味是因滴虫无氧酵解糖类，产生腐臭气体；带虫者阴道黏膜无异常改变。

（四）诊断

对有阴道炎症状和体征的患者，在阴道分泌物中找到滴虫即可确诊。临床常用的是生理盐水悬滴法，显微镜下见到呈波状运动的滴虫及增多的白细胞被推移，敏感性60%～70%。对可疑患者，多次使用悬滴法未能发现滴虫时，可送培养，准确性达98%左右。取分泌物前24～48小时避免性交、阴道灌洗或局部用药，取分泌物时窥器不涂润滑剂，分泌物取出后应及时送检并注意保暖，否则滴虫活动力减弱，造成辨认困难。

（五）治疗

患有滴虫阴道炎可同时有尿道、尿道旁腺、前庭大腺滴虫感染，欲治愈此病，需全身用药。主要治疗药物为抗滴虫药物甲硝唑及替硝唑。

1.全身用药

推荐方案：甲硝唑2g，单次口服；或替硝唑2g，单次口服。甲硝唑的治愈率为90%～95%，替硝唑的治愈率为86%～100%。替代方案：甲硝唑400mg，每日2次，连服7日。

2.性伴侣的治疗

对目前的性伴侣及症状出现前4周内的性伴侣均应进行治疗，并告知患者及性伴侣在治愈前应避免无保护性交。

3.随访

应对症状持续存在或症状复发的患者进行随访及病原体检测。由于滴虫阴道炎患者再感染率很高，可考虑对患有滴虫阴道炎的性活跃女性在初次感染治疗后3个月重新进行筛查。

4.治疗失败的处理

对初次治疗失败且排除再次感染者，增加甲硝唑剂量及疗程仍有效。若初次治疗失败，可重复应用甲硝唑400mg，每日2次，连服7日；若再次治疗失败，则给予甲硝唑或替硝唑2g，每日1次，连服5日，建议同时进行耐药性监测。

（六）妊娠合并滴虫阴道炎

通常不建议对所有孕妇进行滴虫阴道炎的筛查，但对有异常阴道分泌物的孕妇应进行滴虫的检测。妊娠期滴虫阴道炎可导致胎膜早破、早产及低出生体重儿。目前，认为甲硝唑治疗并不能改善围生期并发症，仅可能缓解阴道分泌物增多的症状，防止新生儿呼吸道和生殖道感染，阻止滴虫传播，推荐方案：甲硝唑400mg，每日2次，连服7日或甲硝唑2g，顿服。目前，国外研究证实妊娠期使用甲硝唑未增加胎儿的致畸率，但因国内药物说明书仍注明妊娠期禁用。因此，在应用甲硝唑时，最好取得患者及其家属的知情同意。分娩时，在女性新生儿通过产道时很少感染滴虫及出现阴道分泌物异常的情况，但可能导致产妇产褥感染。甲硝唑能通过乳汁排泄，所以，在用药期间及用药后12～24小时不宜哺乳。服用替硝唑者，服药后3日内避免哺乳。

五、外阴阴道假丝酵母菌病

外阴阴道假丝酵母菌病（VVC）是由假丝酵母菌引起，以白色稠厚分泌物为特征的一种常见外阴阴道炎，曾被称为外阴阴道念珠菌病。国外资料显示，约75%的妇女一生中至少患过 1 次 VVC，其中 40%～45%的妇女经历过 2 次或 2 次以上的发作。

（一）病原体及诱发因素

80%～90%病原体为白假丝酵母菌，10%～20%为光滑假丝酵母菌、热带假丝酵母菌等。酸性环境适宜假丝酵母菌的生长，有假丝酵母菌感染的阴道 pH 多在 4.0～4.7，通常<4.5。白假丝酵母菌为双相菌，有酵母相及菌丝相，酵母相为芽生孢子，在无症状寄居及传播中起作用；菌丝相为芽生孢子伸长成假菌丝，侵袭组织能力加强。假丝酵母菌对热的抵抗力不强，加热至 60℃1 小时即死亡，但对干燥、日光、紫外线及化学制剂等抵抗力较强。

白假丝酵母菌为条件致病菌，10%～20%的非孕妇女及 30%～40%孕妇阴道中有此菌寄生，但菌量极少，呈酵母相，并不引起症状。只有在全身及阴道局部免疫能力下降，尤其局部细胞免疫能力下降，假丝酵母菌才大量繁殖，并转变为菌丝相，出现阴道炎症状。常见发病诱因主要有妊娠、糖尿病、大量应用免疫抑制剂、广谱抗生素及接受大量雌激素治疗。妊娠及糖尿病时，机体免疫力下降，阴道组织内糖原增加、酸度增高，有利于假丝酵母菌的生长。大量应用免疫抑制剂如皮质甾体激素或免疫缺陷综合征，机体抵抗力降低。长期应用抗生素，抑制乳杆菌生长，有利于假丝酵母菌繁殖。其他诱因有胃肠道假丝酵母菌、含高剂量雌激素的避孕药、穿紧身化纤内裤及肥胖，后者可使会阴局部温度及湿度增加，假丝酵母菌易于繁殖引起感染。

（二）传染途径

1.主要为内源性传染，假丝酵母菌除寄生阴道外，也可寄生于人的口腔、肠道，这 3 个部位的假丝酵母菌可互相传染，一旦条件适宜就可引起感染。

2.少部分患者可通过性交直接传染。

3.极少患者可能通过接触感染的衣物间接传染。

（三）临床表现

假丝酵母菌临床主要表现为外阴瘙痒、灼痛，性交痛，以及尿痛，部分患者阴道分泌物增多。外阴瘙痒程度居各种阴道炎症之首，严重时坐卧不宁，异常痛苦。尿痛的特点是排尿时尿液刺激水肿的外阴及前庭导致的疼痛。阴道分泌物由脱落上皮细胞和菌丝体、酵母菌和假菌丝组成,其特征是白色稠厚呈凝乳或豆腐渣样。妇科检查可见外阴潮红、水肿,常伴有抓痕,严重者可见皮肤皲裂,表皮脱落;小阴唇内侧及阴道黏膜上附有白色块状物,阴道黏膜充血、水肿,擦除后露出红肿黏膜面,少部分患者急性期可能见到糜烂及浅表溃疡。

根据其发生频率、临床表现、真菌种类、宿主等情况,VVC 可分为单纯性 VVC 及复杂性 VVC 两大类。其中,10%～20%为复杂性 VVC。VVC 的临床表现按 VVC 评分标准划分为轻、中、重度。评分≥7 分为重度 VVC,而<7 分为轻、中度 VVC。

（四）诊断

对有阴道炎症状或体征的妇女,若在阴道分泌物中找到假丝酵母菌的芽孢或菌丝即可确诊,可用 10%KOH 湿片法或革兰染色涂片法在显微镜下检查分泌物中的芽孢和假菌丝。若有症状而多次镜检为阴性或为顽固病例,为确诊是否为非白假丝酵母菌感染,可采用培养法,同时行药物敏感试验。pH 测定具有重要鉴别意义,若 pH<4.5,可能为单纯假丝酵母菌感染,若 pH>4.5,可能存在混合感染,尤其合并细菌性阴道病的混合感染。

（五）治疗

消除诱因,选择局部或全身应用抗真菌药物,根据患者的临床分类,决定疗程长短。

1.消除诱因

若有糖尿病应给予积极治疗,及时停用广谱抗生素、雌激素及皮质甾体激素。勤换内裤,用过的内裤、盆及毛巾均应用开水烫洗。

2.单纯性 VVC

单纯性 VVC 可局部或全身应用抗真菌药物。唑类药物的疗效高于制霉菌素,治愈率在 80%～90%。

（1）局部用药:局部用药可选择下列药物放于阴道内。①咪康唑栓剂,每晚 1 粒

（200mg），连用 7 日；或每晚 1 粒（400mg），连用 3 日；或每晚 1 粒（1200mg），单次用药；②克霉唑栓剂，每晚 1 粒（100mg），塞入阴道深部，连用 7 日或 1 粒（500mg），单次用药；③制霉菌素栓剂，每晚 1 粒（10 万 U），连用 14 日。

（2）全身用药：对不能耐受局部用药者、未婚妇女及不愿采用局部用药者可选用口服药物，常用药物为氟康唑 150mg，顿服。

3.复杂性 VVC

（1）复发性外阴阴道假丝酵母菌病（RVVC）：一年内有症状的 VVC 发作 4 次或以上称为 RVVC，发生率约 5%。多数患者复发机制不明。抗真菌药物治疗前要积极寻找并去除诱因，同时行真菌培养及药物敏感试验，根据结果选择抗真菌治疗。抗真菌治疗分为强化治疗及巩固治疗。在强化治疗达到真菌变阴性后，给予巩固治疗至半年。

强化治疗具体方案：若阴道用药可选咪康唑栓或软胶囊 400mg，每晚 1 粒，共 6 日；或咪康唑栓 1200mg，第 1 日、第 4 日、第 7 日应用；或克霉唑栓或片 500mg，第 1 日、第 4 日、第 7 日应用；若口服用药可选氟康唑 150mg，顿服，第 1 日、第 4 日、第 7 日应用。巩固治疗方案：目前国内、外没有较为成熟的方案，建议对每月规律性发作者，可在每次发作前预防用药 1 次，连续 6 个月。对无规律发作者，可采用每周用药 1 次，如氟康唑 150mg，每周 1 次，连续 6 个月。对于长期应用抗真菌药物者，应检测肝、肾功能。治疗期间定期复查监测疗效及药物不良反应，一旦发现不良反应，立即停药。

（2）严重 VVC：无论局部用药还是口服用药均应延长治疗时间。若为局部用药，选择 7～14 日长疗程方案；若为口服用药，选择氟康唑 150mg，72 小时加服 1 次。症状严重者，外阴局部应用低浓度糖皮质激素软膏或唑类霜剂。

4.性伴侣治疗

性伴侣无须帮助治疗，约 15% 的男性与女性患者接触后患有龟头炎，对有症状的男性应进行相关检查及治疗。RVVC 患者的性伴侣应同时检查，必要时给予治疗。

5.随诊

若症状持续存在或诊断后 2 个月内复发者，需复诊。对 RVVC 在治疗结束后 7～14 日、1 个月、3 个月和 6 个月各随访 1 次，3 个月及 6 个月时建议同时进行真菌培养。

（六）妊娠合并 VVC

妊娠期由于机体免疫力下降，阴道组织内糖原增加，雌激素增高，有利于假丝酵母菌生长，故妊娠期更易发生 VVC，并且临床表现重，治疗效果差，易复发。新生儿通过产道可发生新生儿鹅口疮。妊娠合并 VVC 的治疗时禁用口服唑类药物，可选择对胎儿无害的局部唑类药物，7 日疗法效果较好。

六、细菌性阴道病

细菌性阴道病（BV）是阴道内正常菌群失调所致的一种混合感染。在不同年代由于对其病原体的认识不同曾被命名为非特异性阴道炎（1894）、嗜血杆菌阴道炎（1955）、棒状杆菌阴道炎（1963）、加德纳菌阴道炎（1980），1984 年在瑞典召开的专题会上命名为细菌性阴道病，称细菌性是因阴道内有大量不同的细菌，称阴道病是因为临床及病理特征无炎症改变。

（一）病因及病理生理机制

正常阴道内以产生过氧化氢的乳杆菌占优势。BV 时，阴道内产生 H_2O_2 的乳杆菌减少而其他微生物大量繁殖，主要有加德纳菌、厌氧菌（动弯杆菌、普雷沃菌、紫单胞菌、类杆菌、阴道阿托波菌等），以及人型支原体，其中以厌氧菌居多，这些微生物的数量可增加 100～1000 倍。随着这些微生物的繁殖，其代谢产物使阴道分泌物的生化成分发生相应改变，pH 升高，胺类物质（尸胺、腐胺、三甲胺）、有机酸，以及一些酶类（唾液酸酶、黏多糖酶等）增加。胺类物质可使阴道分泌物增多并有臭味。酶和有机酸可破坏宿主的防御机制，如溶解宫颈黏液，促进微生物进入上生殖道，引起炎症。但微生物群发生改变的机制目前仍不清楚，可能与多个性伴侣、频繁性变或阴道灌洗使阴道碱化有关。碱性环境不利于乳杆菌的黏附和生长，而利于加德纳菌等厌氧菌的生长，从而引发 BV。

（二）临床表现

本病多发生在性活跃期妇女。10%～40%患者无临床症状，有症状者主要表现为阴道分泌物增多，有鱼腥臭味，性交后加重，可伴有轻度外阴瘙痒或烧灼感。分泌物呈灰白色，均匀一致，稀薄，常黏附于阴道壁，但黏度很低，容易将分泌物从阴道壁拭去，阴道黏膜无充血的炎症表现。

（三）诊断

目前有两种诊断标准，Amsel 临床诊断标准，以及革兰染色 Nugent 评分诊断标准，前者临床应用较多，后者多用于研究及有条件的单位。BV 的 Amsel 临床诊断标准，下列 4 项中有 3 项阳性即可临床诊断 BV。

1.匀质、稀薄、白色的阴道分泌物。

2.阴道 pH＞4.5。

3.胺臭味试验阳性

取阴道分泌物少许放在玻片上，加入 10%的氢氧化钾 1～2 滴，产生一种烂鱼肉样的腥臭气味，这是由于胺遇碱释放出氨气所致。

4.线索细胞阳性

取少许分泌物放在玻片上，加一滴生理盐水混合，高倍显微镜下寻找线索细胞。线索细胞即阴道脱落的表层细胞，于细胞边缘贴附颗粒状物即各种厌氧菌，尤其加德纳菌，细胞边缘不清晰。BV 为阴道正常菌群失调，细菌定性培养在诊断中意义不大。目前研究显示厌氧菌代谢产物的检测可用于 BV 的辅助诊断，但尚未得到公认。该病应与其他阴道炎相鉴别。

（四）治疗

有症状者均需治疗，无症状者一般不需治疗。但因 BV 可能导致子宫内膜炎、盆腔炎性疾病及子宫切除后断端感染，对无症状但需进行宫腔手术操作的患者均需治疗。BV 的治疗选用抗厌氧菌药物，主要有甲硝唑、克林霉素。局部用药与口服用药疗效相似，治愈率在80%左右。

1.具体方案

推荐方案：甲硝唑400mg，口服，每日2次，连服7日；或甲硝唑阴道栓（片）200mg，每晚1次，连用5～7日；或2%克林霉素软膏阴道涂抹，每次5g，每晚1次，连用7日。替代方案：替硝唑2g，口服，每日1次，连服3日；或替硝唑1g，口服，每日1次，连服5日；或克林霉素300mg，口服每日2次，连服7日。

2.性伴侣的治疗

本病虽与多个性伴侣有关，但对性伴侣给予治疗并未改善治疗效果及降低其复发，因此，性伴侣不需常规治疗。

3.随访

治疗后若症状消失，无须随访。对症状持续存在或症状反复出现者，需接受随访。

（五）妊娠合并细菌性阴道病

BV与不良妊娠结局（如绒毛膜羊膜炎、胎膜早破、早产、产后子宫内膜炎等）有关，对妊娠合并BV进行治疗唯一确定的益处是缓解阴道感染的症状和体征，潜在的益处是降低BV相关感染的并发症和减少其他STD感染或HIV的风险。目前认为，无须常规对孕妇进行BV筛查，但对有症状的BV孕妇及无症状早产高风险孕妇均需筛查及治疗。治疗方案为甲硝唑400mg，口服，每日2次，连用7日；或克林霉素300mg，口服，每日2次，连用7日。治疗后需要随访。

七、萎缩性阴道炎

萎缩性阴道炎是因体内雌激素水平降低，阴道黏膜萎缩，乳杆菌不再为优势菌，其他病原体过度繁殖或入侵而引起的阴道炎症。

（一）病因

萎缩性阴道炎常见于自然绝经，或人工绝经后妇女，也可见于产后闭经或药物假绝经治疗的妇女。常见病原体为需氧菌、厌氧菌或两者的混合感染。

（二）临床表现

本病主要症状为阴道分泌物增多及外阴灼热感、外阴不适、外阴瘙痒，可伴有性交痛。阴道分泌物稀薄，呈淡黄色，严重者呈脓血性。检查见阴道呈萎缩性改变，上皮皱襞消失，变平，萎缩，菲薄。阴道黏膜充血，有小出血点，有时见浅表性溃疡。溃疡面可与对侧粘连，严重时造成狭窄甚至闭锁，炎症分泌物引流不畅可形成阴道积脓或宫腔积脓。

（三）诊断

根据病史及临床表现，诊断一般不难，但应排除其他疾病才能诊断。应提取阴道分泌物检查，在显微镜下见大量基底层细胞及白细胞而无滴虫及假丝酵母菌。对有血性白带者，应与子宫恶性肿瘤鉴别，需常规做宫颈刮片，必要时行分段诊刮术。对阴道壁肉芽组织及溃疡需与阴道癌相鉴别，可行局部活组织检查。

（四）治疗

治疗原则为补充雌激素增加阴道抵抗力，用抗生素抑制细菌生长。

1.增加阴道抵抗力

针对病因，补充雌激素制剂是治疗萎缩性阴道炎的主要方法。可局部给药，也可全身给药。可用雌三醇软膏局部涂抹；或选用以阴道局部黏膜作用为主，较少全身吸收的雌激素制剂如普罗雌烯；或兼有广谱抗菌作用和局部雌激素样作用的复合制剂如氯喹那多普罗雌烯阴道片。为防止阴道炎复发，亦可全身用药，对同时需要性激素替代治疗的患者，可给予替勃龙 2.5mg，每日 1 次，也可选用其他雌、孕激素制剂连续联合用药。

2.抑制细菌生长

阴道局部应用抗生素抑制细菌生长。对阴道局部干涩明显者，可应用润滑剂。

八、婴幼儿外阴阴道炎

婴幼儿阴道炎常见于 5 岁以下幼女，多与外阴炎并存。

（一）病因及病原体

由于婴幼儿的解剖特点（幼女外阴发育差，不能遮盖尿道口及阴道前庭）、生理特点（新生儿出生 2～3 周体内雌激素水平逐渐降低，阴道内 pH 上升）及不良卫生习惯（外阴不清、大便污染、外阴损伤或蛲虫感染）等，容易发生炎症。常见病原体有大肠埃希菌、葡萄球菌及链球菌等。此外，淋病奈瑟菌、滴虫、白假丝酵母菌也为常见病原体。病原体常通过患病的母亲或保育员的手、衣物、毛巾、浴盆等间接传播。

（二）临床表现

主要症状为阴道分泌物增多，呈脓性。临床上多由母亲发现婴幼儿内裤上有脓性分泌物而就诊。部分患儿有泌尿系统感染症状。若有小阴唇粘连，可出现尿流变细或分流。检查可见外阴及阴道口黏膜充血、水肿，有脓性分泌物自阴道口流出。病变严重者，外阴表面可见溃疡，小阴唇可发生粘连，遮盖阴道口或尿道口，有时还将其误诊为生殖器畸形。在检查时还应做肛诊排除阴道异物及肿瘤。

（三）诊断

婴幼儿语言表达能力差，采集病史常需详细询问女孩的母亲，同时要询问母亲有无阴道炎病史，结合症状及查体所见，通常可做出初步诊断。用细棉拭子或吸管取阴道分泌物做病原学检查，以明确病原体，必要时行细菌培养。

（四）治疗

治疗原则为：①保持外阴清洁、干燥，减少摩擦；②针对病原体选择相应抗生素治疗；③其他相应处理，如有蛲虫者，给予驱蛲治疗；有阴道异物者及时取出异物；对小阴唇粘连者，外涂雌激素软膏后多可松解。

第二节　盆腔炎性疾病

盆腔炎性疾病（PID）是病原体感染导致女性上生殖道及其周围组织（子宫、输卵管、卵巢、宫旁组织及腹膜）炎症的总称，包括子宫炎、输卵管炎、卵巢炎、输卵管卵巢炎、盆腔腹膜炎及盆腔结缔组织炎，以输卵管炎、输卵管卵巢炎最常见。PID 大多发生于性活跃期妇女；月经初潮前、绝经后或未婚者很少发生 PID，若发生往往是邻近器官炎症的扩散。PID 可引起弥漫性腹膜炎、败血症、感染性休克，严重者可危及生命。既往的 PID 被分为急性或慢性盆腔炎两类，但慢性盆腔炎实际为 PID 的后遗症，如盆腔粘连、输卵管阻塞，从而导致不孕、异位妊娠、慢性盆腔疼痛，目前已摒弃慢性盆腔炎的称呼。PID 严重影响妇女身体健康，增加家庭及社会经济负担。可喜的是根据美国疾病控制中心的近年数据显示：与 20 世纪 70 年代至 80 年代每年 1000000 例的 PID 相比，近年来发病率减少 22%，每年的 PID 大约有 780000 例。

一、输卵管卵巢炎、盆腔腹膜炎、盆腔结缔组织炎

在 PID 中以输卵管炎最常见，因此，在临床上有时将急性输卵管炎等同于 PID，代表内生殖器的急性感染。由于解剖结构邻近的关系，输卵管炎、卵巢炎，以及盆腔腹膜炎甚至结缔组织炎往往同时并存，相互影响。

（一）发病机制

1.病原体

PID 的病原体可达 20 多种，主要有两个来源：①内源性病原体，99%的 PID 是由于阴道或宫颈的菌群上行性感染引起，包括需氧菌和厌氧菌，以两者混合感染多见。主要的需氧菌和兼性厌氧菌有溶血性链球菌、金黄色葡萄球菌、大肠埃希菌和厌氧菌。厌氧菌有脆弱类杆菌、消化球菌、消化链球菌。厌氧菌的感染容易引起盆腔脓肿；②外源性病原体，主要为性传播疾病的病原体，如淋病奈瑟菌、沙眼衣原体，支原体，前两者只感染柱状上皮及移行上皮，尤其衣原体感染常导致严重输卵管结构及功能破坏，并引起盆腔广泛粘连。在美国，40%～50%的 PID 是由淋病奈瑟菌引起，10%～40%的 PID 可分离出沙眼衣原体。在我国，淋病奈瑟菌或沙眼衣原体引起的 PID 明显增加，但目前缺乏大宗流行病学资料。性传播疾病可同时伴有需氧菌及厌氧菌感染，可能是淋病奈瑟菌或衣原体感染造成输卵管损伤后容易继发需氧菌和厌氧菌感染。其

他病原体包括放线菌、结核分枝杆菌、病毒（如巨细胞病毒、腮腺炎病毒），以及寄生虫亦可引起盆腔炎性疾病。

2.感染途径

（1）沿生殖道黏膜上行蔓延：病原体经宫颈、子宫内膜、输卵管黏膜至卵巢及腹腔，是非妊娠期、非产褥期PID的主要感染途径。淋病奈瑟菌、衣原体及葡萄球菌常沿此途径扩散。

（2）经淋巴系统蔓延：病原体经外阴、阴道、宫颈及宫体创面的淋巴管侵入盆腔结缔组织及生殖器其他部分，是产褥感染、流产后感染及宫内节育器放置后感染的主要感染途径。链球菌、大肠埃希菌、厌氧菌多沿此途径蔓延。

（3）经血液循环传播：病原体先侵入人体的其他系统，再经血液循环感染生殖器，为结核菌感染的主要途径。

（4）直接蔓延：腹腔内的其他脏器感染后，直接蔓延到内生殖器引起相应器官的感染，如阑尾炎可引起右侧输卵管炎。

（二）病理

1.急性输卵管炎、卵巢炎、输卵管卵巢脓肿

急性输卵管炎症因病原体传播途径不同而有不同的病变特点。炎症经子宫内膜向上蔓延时，首先为输卵管内膜炎，输卵管黏膜血管扩张、瘀血，黏膜肿胀，间质充血、水肿及大量中性多核白细胞浸润，黏膜血管极度充血时，可出现含大量红细胞的血性渗出液，称为出血性输卵管炎，炎症反应迅即蔓延至输卵管壁，最后至浆膜层。输卵管壁的红肿、粗大，近伞端部分的直径可达数厘米。管腔内的炎性分泌物易经伞端外溢导致盆腔腹膜炎及卵巢周围炎。重者输卵管内膜上皮可有退行性变或成片脱落，引起输卵管管腔粘连闭塞或伞端闭塞，如有渗出物或脓液积聚，可形成输卵管积脓。肿大的输卵管可与卵巢紧密粘连而形成较大的包块，临床上称之为附件炎性包块。若病原体通过子宫颈的淋巴管播散至子宫颈旁的结缔组织，首先侵入输卵管浆膜层再到达肌层。输卵管内膜受侵较轻或不受累。病变以输卵管间质为主，由于输卵管管壁增粗，

可压迫管腔变窄，轻者管壁充血、肿胀，重者输卵管肿胀明显、弯曲，并有炎性渗出物，引起周围组织的粘连。

卵巢表面有白膜，很少单独发炎，卵巢多与输卵管伞端粘连，发生卵巢周围炎，也可形成卵巢脓肿，如脓肿壁与输卵管粘连穿通形成输卵管卵巢脓肿。

急性盆腔腹膜炎盆腔腹膜的受累程度与急性输卵管炎的严重程度及其渗出物多少有关。盆腔腹膜受累后，充血明显，并可渗出含有纤维蛋白的浆液，而形成盆腔脏器的粘连，渗出物积聚在粘连的间隙内，可形成多个小的脓肿，或积聚于直肠子宫凹陷内形成盆腔脓肿。

（三）临床表现

可因炎症轻重及范围大小而有不同的临床表现。衣原体感染引起 PID 常无明显临床表现。炎症轻者无症状或症状轻微。常见症状为阴道分泌物增多、下腹痛、不规则阴道流血、发热等；下腹痛为持续性，活动或性交后加重。若病情严重可有寒战、高热、头痛、食欲缺乏等；若月经期发病可有经量增多、经期延；若有腹膜炎，则出现消化系统症状如恶心、呕吐、腹胀、腹泻。若有脓肿形成，可有下腹包块及局部压迫刺激症状；包块位于子宫前方可出现膀胱刺激症状如排尿困难、尿频，若引起膀胱肌炎，可出现尿痛等；若包块位于子宫后方可有直肠刺激症状；若在腹膜外可导致腹泻、里急后重和排便困难。若有输卵管炎的患者同时有右腹上区疼痛，应怀疑有肝周围炎存在。

PID 患者体征差异大，轻者无明显异常发现，或妇科检查仅发现宫颈举痛或宫体压痛或附件区压痛。严重病例呈急性病容，体温升高，心率增快，下腹有压痛、反跳痛及肌紧张，叩诊鼓音明显，肠鸣音减弱或消失。盆腔检查：阴道内可见脓性分泌物；宫颈充血、水肿，若见脓性分泌物从宫颈口流出，说明宫颈管黏膜或宫腔有急性炎症。穹窿触痛明显，须注意是否饱满；宫颈举痛；宫体稍大有压痛，活动受限；子宫两侧压痛明显，若为单纯输卵管炎，可触及增粗的输卵管，压痛明显；若为输卵管积脓或输卵管卵巢脓肿，可触及包块且压痛明显，不活动；宫旁结缔组织炎时，可扪及宫旁一侧或两侧片状增厚，宫旁内侧宫骶韧带高度水肿、增粗，压痛明显；若有盆腔脓肿形成且位置较低时，可扪及后穹窿或侧穹窿有肿块且有波动感，三合诊能协助进一步了解盆腔情况。

若有输卵管炎的症状及体征同时有右腹上区疼痛，应考虑肝周围炎存在，即被称为 Fitz-Hugh-Curtis 综合征。

（四）实验室检查及辅助检查

外周血白细胞计数仅在 44% 的患者中升高，非特异性；炎症标志物如 CRP 及血沉的敏感性为 74%～93%，特异性为 25%～90%。

阴道分泌物生理盐水涂片检查：在高倍视野中 3～4 个白细胞，对上生殖道感染高度敏感为 87%～91%，涂片中未见白细胞时，阴性预测值可达 94.5%。

阴道超声：特异性为 97%～100%，但敏感性较低，为 32%～85%，但若是超声无异常发现，并不能因此，就排除盆腔炎性疾病的诊断。

（五）诊断

根据病史、临床症状、体征及实验室检查可做出初步诊断。但是，由于 PID 的临床表现差异大，临床诊断准确性不高。

目前尚无单一的病史、体格检查或实验性检查对盆腔炎性疾病的诊断既高度敏感又特异。2006 年，美国疾病与预防控制中心（CDC）制定的盆腔炎性疾病临床诊断有 3 个标准如下。

1.基本标准

宫体压痛，附件区压痛或宫颈触痛。

2.附加标准

体温超过 38.3℃（口表），宫颈或阴道异常黏液脓性分泌物，阴道分泌物生理盐水涂片见到白细胞，实验室证实的宫颈淋病奈瑟菌或衣原体阳性，红细胞沉降率升高，C-反应蛋白升高。

3.特异标准

子宫内膜活检证实子宫内膜炎，阴道超声或磁共振检查显示充满液体的增粗输卵管，伴有或不伴有盆腔积液、输卵管卵巢肿块，腹腔镜检查发现盆腔炎性疾病征象。基本标准为诊断 PID 所必需，附加诊断标准有利于提高 PID 诊断的特异性，特异标准基本可诊断 PID，但除超声外，均为有创检查或费用较高，特异标准仅适用于一些有选择的病例。腹腔镜被认为是诊断 PID 的金标准，具体包括以下几点。①输卵管表面明显充血；②输卵管壁水肿；③输卵管伞端或浆膜面有脓性渗出物。腹腔镜诊断输卵管炎的准确率高，并能直接采取感染部位的分泌物行细菌培养，但仅针对抗生素治疗无效，以及需要进一步明确诊断的患者，所以，临床应用有一定的局限性。

PID 诊断明确后应进一步明确病原体。宫颈管分泌物及后穹窿穿刺液的涂片、培养及核酸扩增检测病原体，虽不及剖腹或腹腔镜直接采样行分泌物检测准确，但临床较实用。

（六）鉴别诊断

需与急性阑尾炎、卵巢囊肿扭转、异位妊娠、盆腔子宫内膜异位症等进行鉴别诊断。

1.急性阑尾炎

右侧急性输卵管卵巢炎易与急性阑尾炎混淆。一般而言，急性阑尾炎起病前常有胃肠道症状，如恶心、呕吐、腹泻等，腹痛多初发于脐周围，然后逐渐转移并固定于右下腹。检查时，急性阑尾炎仅麦氏点压痛，左下腹不痛，体温及白细胞计数升高的程度不如急性输卵管卵巢炎。急性输卵管卵巢炎的腹痛则起于下腹左右两侧。右侧急性输卵管卵巢炎常在麦氏点以下压痛明显，妇科检查宫颈举痛，双附件均有触痛。偶有急性阑尾炎和右侧急性输卵管卵巢炎两者同时存在，如诊断不确定，应尽早剖腹探查。

2.卵巢肿瘤蒂扭转

卵巢囊肿蒂扭转可引起急性下腹痛伴有恶心，甚至呕吐。扭转后囊腔内常有出血或伴有感染，则可有发热，故易与输卵管卵巢炎混淆。仔细询问病史及进行妇科检查，并借助 B 超可明确诊断。

3.异位妊娠或卵巢黄体囊肿破裂

异位妊娠或卵巢黄体囊肿破裂均可发生急性下腹痛并可能有低热，但异位妊娠常有停经史，有腹腔内出血，甚至出现休克，尿 hCG 阳性，而急性输卵管卵巢炎多无这些症状。卵巢黄体囊肿仅限于一侧，块物边界明显。

4.盆腔子宫内膜异位症

患者在经期有剧烈下腹痛，多合并不孕病史，须与输卵管卵巢炎鉴别，妇科检查子宫可增大，盆腔有结节状包块，可通过 B 超及腹腔镜检查做出诊断。

（七）治疗

治疗的目的首先是减轻急性期症状，减少远期并发症；而保留生育能力是盆腔炎性疾病治疗中的另一个重要目标。

治疗原则：选择广谱抗生素，联合抗厌氧菌药物治疗，根据药敏试验选择最有效的抗生素，疗程应持续 14 日。美国 CDC 推荐，对于符合 PID 基本诊断标准的性活跃期妇女应立即开始经验性治疗，兼顾杀灭淋病奈瑟菌或沙眼衣原体，同时对性伴侣进行积极治疗。2006 年，美国 CDC 推荐的 PID 4 个治疗方案如下。

1.门诊治疗

若患者症状轻微，一般情况良好，能耐受口服抗生素，具备随访条件，可在门诊给予治疗。

常用方案：①氧氟沙星 400mg，口服，每日 2 次，或左氧氟沙星 500mg，口服，每日 1 次，同时加甲硝唑 400mg，每日 2～3 次，连用 14 日；②头孢西丁钠 2g，单次肌内注射，同时口服丙磺舒，然后改为多西环素 100mg，每日 2 次，连用 14 日；或选用其他第三代头孢菌素，如头孢曲松钠与多西环素、甲硝唑合用。

2.住院治疗

若患者一般情况差，病情严重，伴有发热、恶心、呕吐或有盆腔腹膜炎，或输卵管卵巢脓肿，或门诊治疗无效，或不能耐受口服抗生素，或诊断不明确，均应住院给予抗生素为主的综合治疗。

（1）支持治疗：卧床休息，半卧位有利于炎症局限，加强营养，补充液体，注意维持水电解质平衡。另外，避免不必要的妇科检查以免引起炎症扩散。

（2）抗生素治疗：建议静脉途径给药收效快，常用的配伍方案如下。①第二代头孢菌素或相当于第二代头孢菌素的药物及第三代头孢菌素或相当于第三代头孢菌素的药物：如头孢西丁钠 1~2g，静脉注射，每 6 小时 1 次。头孢替坦二钠 1~2g，静脉注射，每 12 小时 1 次。其他可选用头孢呋辛钠、头孢唑肟钠、头孢曲松钠、头孢噻肟钠。第二代头孢菌素及第三代头孢菌素多用于革兰阴性杆菌及淋病奈瑟菌感染的治疗。若考虑有支原体或衣原体感染，应加用多西环素 100mg，12 小时 1 次口服，持续 10~14 日。对不能耐受多西环素者，可服用阿奇霉素，每次 500mg，每日 1 次，连用 3 日。对输卵管卵巢脓肿的患者，加用克林霉素或甲硝唑，可更有效对抗厌氧菌感染；②克林霉素与氨基糖苷类药物联合方案：克林霉素 900mg，每 8 小时 1 次，静脉滴注；庆大霉素先给予负荷量（2mg/kg），然后给予维持量（1.5mg/kg），每 8 小时 1 次，静脉滴注。临床症状、体征改善后继续静脉应用 24~48 小时，克林霉素改口服，每次 450mg，每日 4 次，连用 14 日；或多西环素 100mg，每日 2 次口服，连用 14 日；③喹诺酮类药物与甲硝唑联合方案：氧氟沙星 400mg，每 12 小时 1 次，或左氧氟沙星 500mg，静脉滴注，每日 1 次。甲硝唑 500mg，静脉滴注，每 8 小时 1 次；④青霉素与四环素类药物联合方案：氨苄西林/舒巴坦 3g，静脉注射，每 6 小时 1 次，或多西环素 100mg，每日 2 次口服，连用 14 日。

（3）手术治疗：主要适用于抗生素治疗不满意的输卵管卵巢脓肿等有盆腔脓肿形成者。

（4）中药治疗：主要为活血化瘀、清热解毒。根据美国疾病预防和控制中心（CDC）推荐的治疗方案，临床治愈率达 90%。若治疗失败，则可能因为依从性差，误诊或有盆腔包块形成，需要做进一步检查。对合并炎性包块的患者，如抗生素治疗无效，应立即考虑手术治疗。对放置宫内节育器的患者，抗生素治疗后建议将其取出。PID 患者在治疗期间应被告知禁止性生活，所有近 60 天有性接触的性伴侣都应进行衣原体及淋病奈瑟菌的检查，并进行经验性治疗。门诊治疗的患者应于 48～72 小时进行复诊以评估疗效、患者的依从性。

二、子宫内膜炎

子宫内膜炎虽常与输卵管炎同时存在，但子宫内膜炎具有某些独特的临床特征。

（一）病因

子宫内膜炎多与妊娠有关，如产褥感染及感染性流产；与宫腔手术有关，如黏膜下肌瘤摘除、放置宫内节育器及剖宫产中胎盘人工剥离等。子宫内膜炎特殊的高危因素包括近 30 天阴道冲洗、近期宫内节育器的放置等。病原体大多为寄生于阴道及宫颈的菌群，细菌突破宫颈的防御机制侵入子宫内膜而发生炎症。

若宫颈开放，引流通畅，可很快清除宫腔内的炎性分泌物。各种引起宫颈管狭窄的原因如绝经后宫颈萎缩、宫颈物理治疗、宫颈锥形切除等，可使炎症分泌物不能向外引流或引流不畅，而形成宫腔积脓。

（二）临床表现

子宫内膜炎临床表现主要为轻度发热、下腹痛、白带增多，妇科检查子宫有轻微压痛。炎症若未及时治疗，则向深部蔓延而感染肌层。其中形成的小脓肿，可形成子宫肌炎、输卵管卵巢炎、盆腔腹膜炎等，甚至可导致败血症而有相应的临床表现。

（三）诊断

子宫内膜炎的症状和体征比较轻微，容易被忽视。因此，有时可能需要行子宫内膜活检来协助诊断。子宫内膜活检是诊断子宫内膜炎的金标准，组织学的诊断标准为 120 倍的视野下子宫内膜间质中至少有一个浆细胞，以及在 400 倍视野下浅表子宫内膜上皮中有 5 个或更多的白细胞。

（四）治疗

子宫内膜炎的治疗同输卵管炎患者的门诊治疗方案，持续 14 天。2006 年，美国疾病预防和控制中心（CDC）推荐的治疗方案如下：①氧氟沙星 400mg，口服，每日 2 次，或左氧氟沙星 500mg，口服，每日 1 次，连用 14 日；②头孢曲松钠 250mg，单次肌内注射，多西环素 100mg，每日 2 次，连用 14 日。若患者有细菌性阴道病，加甲硝唑 500mg，每日 2 次，连用 14 日。

若宫颈引流不畅，或宫腔积留炎性分泌物时，需在大剂量抗生素治疗的同时清除宫腔内残留物、分泌物或扩张宫颈使宫腔分泌物引流通畅。若怀疑有感染或坏死的子宫黏膜下肌瘤或息肉存在时，应摘除赘生物。

三、输卵管卵巢脓肿、盆腔脓肿

输卵管卵巢脓肿和盆腔脓肿是盆腔炎性疾病最严重的并发症。输卵管积脓、卵巢积脓、输卵管卵巢脓肿也属于盆腔脓肿，但各有特点，亦有相同之处。输卵管卵巢脓肿是输卵管、卵巢及其周围组织的化脓性包块。在需要住院治疗的 PID 患者中约 1/3 形成输卵管卵巢脓肿。盆腔脓肿多由急性盆腔结缔组织炎未及时治疗或治疗不彻底而化脓形成。这种脓肿可局限于子宫的一侧或双侧，脓液流入于盆腔深部，甚至可达直肠阴道隔中。

（一）临床表现

患者多有高热及下腹痛，常以后者为主要症状。亦有部分患者发病迟缓，缓慢形成脓肿，症状不明显，甚至无发热。Landers 等发现 50%的输卵管卵巢脓肿有寒战及发热，常常伴有恶心，阴道分泌物增多，以及不规则阴道流血；但是值得注意的是约 35%的输卵管卵巢脓肿患者无发热。妇科检查可在子宫一侧或两侧扪及包块，或在子宫后方直肠子宫凹陷处触及包块，并向后穹窿膨隆，有波动感和触痛明显。此外，直肠受脓肿刺激可有排便困难、排便疼痛及便意频数等。常伴外周血白细胞计数升高，但 Landers 等发现，23%的患者白细胞计数正常。

脓肿可自发破裂引起严重的急性腹膜炎甚至脓毒血症、败血症以致死亡。偶见盆腔脓肿自发穿破阴道后穹窿或直肠，此时患者症状可迅速缓解。

（二）诊断

典型的临床表现为盆腔疼痛、包块形成，以及发热、白细胞计数增多。

超声和 CT 是最常见的协助诊断输卵管卵巢脓肿的影像学检查手段。超声作为一种简便、无创的辅助检查手段能有效辨认输卵管卵巢脓肿，超声的影像图为一侧或双侧附件结构消失，可见囊性或多房分隔的包块，其中无法辨认输卵管或卵巢，斑点状液体与积聚在腹腔及直肠子宫凹陷的脓液有关。

与超声（75%～82%）相比，CT 具有更好的敏感性（78%～100%），但价格相对昂贵。CT 中可见增厚、不规则及回声增强的脓肿壁，多房，囊内液稠厚，同时可发现输卵管系膜增厚，肠壁增厚。

（三）治疗

盆腔脓肿建议住院治疗，警惕脓肿破裂的症状。输卵管卵巢脓肿以往多行经腹全子宫及双附件切除术，近 30 年来，随着广谱抗生素的发展，初步治疗从手术治疗转变为抗生素治疗。抗生素的选择强调针对感染的病原体，应能渗透入脓腔，且疗程更长。大多数研究提示保守性药物治疗的成功率约 70%或更高，某些研究的结果为 16%～95%。药物治疗的成功率被认为与脓肿的大小有关，Reed 等在 119 例输卵管卵巢脓肿的研究中发现脓肿直径大于 10cm 者 60%以上患者需要进一步手术治疗，而脓肿直径在 4～6cm，约少于 20%的患者需要手术治疗。文献报道称，老年输卵管卵巢脓肿患者对抗生素的敏感性差。

是否需要手术治疗除了需要评估抗生素的治疗效果外，还取决于临床症状和是否有脓肿破裂。约 25%的输卵管卵巢脓肿经药物保守治疗失败将采取手术治疗。手术治疗仅限于脓肿破裂者或抗生素治疗不敏感者，可行手术切除脓肿或脓肿切开引流，原则以切除病灶为主。手术指征如下。

1.药物治疗无效

盆腔脓肿或输卵管卵巢脓肿经药物治疗 48～72 小时，体温持续不降，患者中毒症状加重或包块增大者，白细胞计数持续升高，应及时手术。

2.脓肿持续存在

经药物治疗病情有好转，继续控制炎症数日（2～3 周），包块未消失，但已局限，应手术切除。

3.脓肿破裂

突然腹痛剧烈，寒战、高热、恶心、呕吐、腹胀，腹部拒按或有中毒性休克表现，考虑脓肿破裂应立即剖腹探查。

多数学者认为，对于抗生素治疗 48～72 小时无效者应积极手术切除脓肿，手术中注意操作要轻柔，避免损伤肠管或脓液溢入腹腔内。因输卵管卵巢脓肿常发生于年轻妇女，应努力保留生育功能，可行输卵管卵巢脓肿造口术；为防止复发，可行一侧附件切除术联合有效抗生素治疗，尽可能保留卵巢功能；对于无生育要求的年龄较大患者，应行全子宫及双附件切除术减少复发。

随着影像学检查技术的进步，以及引流技术的提高，盆腔脓肿的手术治疗发生了很大的改变。对复杂的盆腔脓肿可采取腹腔镜下脓肿抽吸引流，减少脓肿切除导致的周围组织的损伤。对位置已达盆底的脓肿常采用阴道后穹窿切开引流，可自阴道后穹窿穿刺，如能顺利吸出大量脓液则在局部切开排脓后插入引流管，如脓液明显减少可在 3 日后取出引流管。此种方法对盆腔结缔组织炎所致的脓肿，尤其子宫切除术后所形成的脓肿效果好。一旦脓液全部引流，患者即可达到治愈。但如形成腹腔脓肿，即使引流只能达到暂时缓解症状，常需进一步剖腹探查切除脓肿。据报道，在积极抗生素和手术治疗后因为盆腔脓肿破裂引起的死亡率为 5%～10%。

目前，对于穿刺引流后的不孕和异位妊娠发生率尚难以定论。有资料表明若脓肿未破裂，药物治疗联合 24 小时内腹腔镜下脓肿引流，日后妊娠率为 32%～63%，明显较脓肿行单纯药物治疗（4%～15%）或脓肿破裂后行保守性手术者（25%）增加，因此，腹腔镜下脓肿引流术术后恢复快，且缩短住院时间，可减少日后不孕的发生。

四、盆腔炎性疾病后遗症

约 1/4 的盆腔炎性疾病会发生一系列后遗症，即盆腔炎性疾病后遗症。主要因为组织的结构破坏、广泛粘连、增生及瘢痕的形成，导致输卵管阻塞、积水、输卵管卵巢囊肿，盆腔结缔组织增生导致主韧带、宫骶韧带增生、变厚，子宫固定，从而引起不孕、异位妊娠及慢性盆腔疼痛及盆腔炎性疾病的反复发作。有 PID 病史的患者日后异位妊娠的风险增加 6～10 倍，不孕的发生率为 6%～60%，慢性盆腔痛的风险增加 4倍。根据盆腔炎性疾病后遗症的不同，选择不同的治疗方案。不孕患者则需辅助生育技术协助生育。但对慢性盆腔痛则无有效的治疗方法。对输卵管积水者可行手术治疗。

五、预防措施

国外关于 PID 的高危因素包括：患有性传播性疾病的年轻（15～24 岁）女性，既往 PID 病史，多个性伴侣，细菌性阴道炎，宫腔手术史，以及月经期性生活、IUD、阴道冲洗、吸烟及吸毒史等。因此，相关预防措施包括宣传安全的性行为，适当的避孕方法，以及卫生保健措施如月经期避免性生活。积极治疗下生殖道感染如细菌性阴道病，常规衣原体筛查有助于明显减少 PID 的发生。淋病奈瑟菌和衣原体感染的患者和阴道毛滴虫感染患者应同时行性传播性疾病的检查。但老年患者并不一定存在与盆腔炎性疾病的高危因素，多与生殖道恶性肿瘤、糖尿病及伴随的消化道疾病如阑尾炎有关。

六、临床特殊情况的思考和建议

（一）Fitz-Hugh-Curtis 综合征

即急性输卵管卵巢炎伴发肝周围炎，发生率为 1%～30%，在不孕患者中多见，在衣原体及淋球菌感染相关的盆腔炎性疾病中比较常见。临床表现为右上腹或右下胸部痛，颇似胆囊炎或右侧胸膜炎的症状。其病理特点是在腹腔镜或剖腹探查直视下可见到肝脏包膜有纤维素样斑，横膈浆膜面有小出血点，而最典型的表现是在肝脏表面和横膈间见琴弦状粘连带。当盆腔炎性疾病患者出现右腹上区疼痛，CT 提示肝包膜形成时应考虑肝周围炎。

（二）开腹或腹腔镜下切除盆腔脓肿的比较

约 25%的盆腔脓肿患者抗生素治疗失败仍需采取手术治疗。因盆腔组织充血、水肿，互相粘连，手术中易导致周围组织损伤，尤其肠管、膀胱的损伤，既往多主张开腹行脓肿切除更安全。近年来随着腹腔镜的广泛应用和操作技能的提高，腹腔镜下盆腔脓肿切除术逐渐增多，与开腹手术相比，众多的资料表明两组手术时间、手术并发症、手术风险、安全性类似，但腹腔镜组切口愈合不良明显减少，术后体温恢复快，康复快，住院时间短，且 PID 多发生于年轻患者，腹腔镜手术对日后的生育能力影响小。因此，手术可根据病变情况及医生的经验选择经腹手术或腹腔镜手术。首选腹腔镜下脓肿切除术，但相关人员必须具备娴熟的腹腔镜操作技术。

（三）行盆腔脓肿穿刺引流或切除的思考

多数学者认为对于抗生素治疗无效的盆腔脓肿主张行脓肿切除术，尽可能去除病灶，减少脓肿复发。但因此，手术风险将明显增加。随着更多有效抗生素的产生，影像学技术的进步，以及穿刺、引流技术的提高，盆腔脓肿的手术治疗方式发生了很大的改变，药物治疗联合超声或 CT 引导下行脓肿穿刺、引流，以及腹腔镜下脓肿引流应用逐渐增加，治愈率达 85%以上，而并发症明显减少。但选择脓肿穿刺、引流或切除术，仍应根据脓肿位置、波动感、大小，结合药物治疗的敏感性采取最合适的手术方式，原则以切除病灶为主。术中要谨慎分离，轻柔操作。手术时可能有肠管损伤等严重并发症，但是并非一定需切除输卵管或卵巢。

第二章 女性性传播疾病

第一节 尖锐湿疣

尖锐湿疣又称尖圭湿疣、生殖器疣或性病疣。是由人类乳头状瘤病毒（HPV）引起的增生性疾病。尖锐湿疣的发病率是生殖器疱疹的3倍，大多数患者为16～35岁的年轻人，尖锐湿疣主要是通过性接触传染，也可垂直传播。儿童生殖器肛门疣和喉乳头状瘤病的发生与患生殖器疣的母亲在分娩时感染有关。患者的性伴侣2/3会出现本病，潜伏期平均为2～3个月。

尖锐湿疣在全世界流行，是目前欧美国家常见的性病之一。近10年来，本病在美国的发患者数增加了5倍，英国自1975—1979年，尖锐湿疣的发病率由41.91/10万上升到65.43/10万。据我国统计资料表明，1997年全国共报告8种性病的新发病例共461510例，其中尖锐湿疣占22.69%，仅次于淋病，占第2位。对26个监测点监测资料分析，尖锐湿疣的发病率1997年是47.15/10万，比1996年增长15.37%。本病在我国的南方比北方更为多见，男女患者之比为0.83∶1。本病与生殖器癌的发生有一定关系，故日益受到人们的重视。

一、病原学

尖锐湿疣的病原体是HPV，是一种DNA病毒，病毒颗粒直径为50～55nm，表面有72个壳微粒组成，排列成正20面体，中心为病毒的DNA链。HPV具有高度的宿主和组织特异性，能引起人体皮肤和黏膜的鳞状上皮增殖。现代分子生物学技术的发展，已分离到80个型以上的HPV，不同型的HPV感染可以引起不同的临床表现，其中侵犯泌尿生殖系统的有20个型以上。尖锐湿疣与HPV6、11、16、18、31、33、35、

39、41~45、51、56 及 59 型感染有关，在宫颈部位的感染中，HPV 的类型与致癌性有关，HPV6、11 型致癌性小，HPV31、33、35 型中等致癌性，HPV16、18 型有高度致癌性。

二、发病机制及病理

HPV 在人体温暖潮湿的条件下最易生存繁殖，故外生殖器及肛周部位易发生感染。

1.传播方式

（1）性接触传染：为最主要的传播途径，在性交过程中，即使很细小的皮肤黏膜的裂隙，当含有比较大量病毒颗粒的表皮细胞或角蛋白进入时，就有可能严重感染，故在性关系比较混乱的人群中最易发生，一般在病期 3 个月时传染性最强。

（2）间接接触传染：部分患者可能通过患者接触过的物品间接传染而发病，也可通过家庭内非性行为的接触而传染。

（3）母婴传播：母亲患 HPV 感染时，在分娩过程中，胎儿经过感染有 HPV 的产道或在出生后与患儿密切接触，均可引起感染。

2.HPV 感染

HPV 感染与机体的免疫功能有重要的关系，尤其与细胞免疫功能有关，HPV 感染和与 HPV 有关的癌常是慢性免疫功能受抑制后的晚期并发症。

组织病理变化：主要表现为角层角化不全、轻度角化过度，特点为乳头状瘤样增生，棘层高度肥厚，表皮嵴增粗延长，中上层的细胞有明显的空泡形成，这些空泡化细胞比正常的细胞大、核浓缩、核周围有透亮的晕，真皮内血管扩张，周围有中度慢性炎性细胞浸润。

三、临床表现

尖锐湿疣的潜伏期长短不一，一般为两周到 8 个月，平均为 3 个月左右。

最常发生的部位，男性依次为冠状沟、龟头、包皮、系带、尿道、阴茎体、肛门和阴囊等；女性依次为大小阴唇、处女膜残端、尿道口、下联合、子宫颈、阴道壁、肛周、阴阜等，偶见外阴和肛周以外部位，如腋窝、脐窝、趾间、乳房下、口腔颊部或舌边缘等。

尖锐湿疣病损初起为小而柔软的疣状淡红色小丘疹，以后逐渐增大，数目增多，表面凹凸不平，此时通常无特殊感觉，继续增大。根据其形态可分成丘疹型、乳头型、菜花型、鸡冠型、蕈样型，疣表面比较粗糙，呈灰白色或粉红色，可因摩擦或浸渍而破溃、渗出、出血或感染，伴有痒感、压迫感、疼痛感。

巨大型损害又称 Buschke-Lowenstein 巨大型尖锐湿疣，临床上表现为生长迅速，形成疣状或菜花形，可发生坏死和感染，形态颇似癌，而组织病理为良性变化。

妊娠期妇女疣体发展比较迅速，治疗后也易复发，可能与激素代谢的改变有关。

尖锐湿疣与生殖器癌的发生有密切关系，有报告称外阴部的尖锐湿疣，经过 5～40 年后，可能会转化为鳞状细胞癌；有 15% 阴茎癌、5% 外阴癌及某些肛门癌是在原有尖锐湿疣的基础上发生的，特别是宫颈癌与 HPV 的感染有关，发生癌变尤与 HPV16 型、18 型、31 型、33 型的感染有关。

四、诊断及鉴别诊断

（一）诊断

根据婚外性交史，或嫖娼史，或配偶感染史，及生殖器肛门部位的增生物形态，一般诊断不难，必要时可配合下列检查，有助于明确诊断。

1.醋酸白试验

用棉拭子蘸 5% 醋酸溶液涂于待检皮损及附近的皮肤黏膜上，过 1min 左右即可见到 HPV 感染部位变白，为均匀一致的变白区域，周边分界清楚，用放大镜看，更为清楚。但是，目前已有人提出醋酸白试验的诊断价值是有限的。

2.组织病理学检查

组织病理学检查见到上述典型的棘细胞空泡变化，有助于诊断。

3.细胞学检查

用阴道或宫颈疣组织涂片，做巴氏染色，可见到两种细胞，即空泡化细胞及角化不良细胞同时存在，对尖锐湿疣的诊断有可适用性价值。

其他也可用免疫细胞化学法，检测损害中 HPV 抗原，可证实感染的存在，但需要一定的条件，一般不常用于临床。

（二）鉴别诊断

1.绒毛状小阴唇

绒毛状小阴唇又名假性湿疣，见于女性双侧小阴唇内侧或尿道口，为多发性、群集性颗粒状丘疹或绒毛状突起，是一种正常的生理变异，并非病态。

2.阴茎珍珠状丘疹

阴茎珍珠状丘疹指发生于男性冠状沟针头大小的黄白色或淡红色的小丘疹，成行排列，质硬，无压痛，不增生，无功能障碍，醋酸白试验为阴性。

3.扁平湿疣

扁平湿疣是二期梅毒的一种特征性的损害，多发生于外阴肛门部群集的扁平斑丘疹，表面光滑潮湿，无角化，组织液暗视野显微镜检查可发现有大量梅毒螺旋体及 RPR 和 TPHA 试验均为阳性。

4.生殖器癌

生殖器癌多见于年龄较长者，皮损向下浸润，易发生溃破感染，组织病理检查可见细胞变异，而无空泡化细胞，一般容易鉴别。

5.鲍温病样丘疹

鲍温病样丘疹易发生于青年男女生殖器的皮肤黏膜部位棕红色小丘疹，组织病理类似鲍温病样改变。

五、治疗

尖锐湿疣治疗的目的是去除肉眼可见的疣体，改善症状和体征，避免复发，目前治疗的方法有三大类。

（一）局部药物治疗

1.0.5%足叶草毒素酊

是从足叶草酯中提取的有效成分，先用凡士林或抗生素软膏涂布于疣体周围正常的皮肤或黏膜上，用小棒蘸取药物涂于疣体表面，每天 2 次，连续 3d 为 1 个疗程，少许残存疣体间隔 4d 后再用 1 个疗程，本品有致胎儿畸形的作用，所以，孕妇忌用。

2.25%足叶草酯酊

足叶草酯酊为足叶草的粗制品，涂于疣体损害上，4～6h 后用水洗去药液，3d 后不愈，可再重复用药。本品有一定的不良反应，可导致恶心、呕吐、发热、感觉异常、白细胞及血小板减少、昏迷甚至死亡，因有致胎儿畸形的作用，孕妇忌用，因而不可交付给患者自己使用，应由医务人员施治。

3.50%三氯醋酸溶液

每日 1 次，共用 1～2 次，重复用药需间隔 1 周，注意保护周围正常的皮肤和黏膜。

4.5%咪喹莫特霜

最近报告用此药外用尖锐湿疣效果好，不良反应小，患者可自己涂抹，每周外用 3 次，连用 16 周，每次用药后 6～10h 洗去。

5.3%酞丁胺搽剂

每日 1～2 次，涂于患部。

6.5%氟尿嘧啶软膏

有免疫刺激和抑制 DNA 和 RNA 合成作用，每日外用 1～2 次，孕妇禁用。

（二）物理疗法

1.激光治疗

物理疗法采用二氧化碳激光治疗，注意掌握治疗深度十分重要，过浅易复发，过深易使创面不易愈合及造成瘢痕形成，术后应注意出血和创面感染。

2.冷冻治疗

冷冻治疗采用液氮或二氧化碳干冰，破坏受感染的组织和激发对该部位的免疫应答，冷冻治疗具有操作简便、高效和患者易耐受之优点，但有发生瘢痕形成和色素沉着的可能。

3.电灼治疗

电灼治疗用电刀及电针治疗，对疣体行烧灼或切割。

4.手术切除

手术切除适用于较大的疣体。

（三）免疫疗法

1.干扰素

含有多种蛋白质和糖蛋白，具有抗病毒、抗增殖、抗肿瘤和免疫调节活性。可用于肌内、皮下或损害基底部注射，每周 3 次，至少 4 周，一般用 8～12 周。目前，对干扰素的给药途径、使用剂量和治疗效果等尚无确切的评价。

2.转移因子

每次 1～2 个单位，皮下注射，每周 2 次，6 次为 1 个疗程。

3.左旋咪唑

每次 50mg，每日 3 次，连服 3d，11d 后再服 3d。

尖锐湿疣的治疗应该根据疣体的部位和大小来选择治疗的方法，这样既可达到最佳治疗效果，又可减少毒副作用的发生。无论何种方法治疗，都有复发的可能，最好采用联合方法治疗，如药物治疗或物理治疗与免疫疗法结合起来，能降低复发率。

六、预防

注意卫浴洁具及内衣裤的清洁卫生，避免通过物品间接感染。避免发生婚外性行为，必要时使用避孕套。

第二节 梅毒

梅毒是梅毒螺旋体所引起的一种全世界流行的临床表现复杂多变的性传播疾病。目前各国流行情况差别很大，1997 年，在美国全国早期梅毒发病率为 3.2/10 万，但在美国东南部某些城市，早期梅毒发病率仍高达 28.4/10 万。1990—1997 年东欧和亚洲中部一些国家梅毒发病率增加 175 倍，且先天梅毒呈持续增长态势，1997 年其发病率为 5.6/10 万。

我国在新中国成立前，梅毒流行很严重，在某些少数民族地区梅毒发病率高达10%～48%，某些大城市为 4.5%～10%，某些农村地区为 0.5%～3.8%。新中国成立后基本消灭了性病，也包括梅毒在内。自 20 世纪 80 年代以来，随着对外交流及旅游事业的迅速发展，国内外人员接触的日益增多，梅毒的发病率也逐渐增加，据全国性病控制中心统计，1989 年为 0.17/10 万，1999 年达 8.04/10 万，平均年增长率为 52.7%，且先天性梅毒和神经性梅毒发病率还在不断增加。

一、病原学

病原菌为苍白螺旋体（TP），1905 年由 Schaudinn 与 Hoffmann 发现，是小而纤细的螺旋状微生物，长度为 5～20μm，平均长度为 6～10μm，粗<0.2μm，有 6～12 螺旋，因其透明不染色，所以，称为苍白螺旋体。其基本结构为一原生质的圆柱体，为两层膜所围绕。一束平行的纤维附着于内层膜，并以螺旋状方式环绕原生质的圆柱体，还有轴纤维从螺旋体的一端伸到另一端，穿过两层膜并环绕于原生质圆柱体的外面。轴纤维维持螺旋体的弹性，并且有屈曲与收缩的功能。

梅毒螺旋体的特征有：①螺旋整齐，固定不变；②折光力强，较其他螺旋体亮；③行动缓慢而有规律；围绕其长轴旋转中前后移动，伸缩其圈间之距离而移动，全身弯曲如蛇行。

梅毒螺旋体在体外不易生存，煮沸、干燥、肥皂水以及一般的消毒剂如升汞、石炭酸、乙醇等很容易将其杀死。在 41～42℃时于 1～2h 内也可死亡，在低温（-78℃）下可保存数年，仍能保持其形态、活力及毒性。它以横断分裂的方式进行繁殖，其增代时间为 30～33h。

由于梅毒螺旋体体外培养不能长期繁殖，限制了对病原体的基础研究。重组 DNA 技术提供了纯化的特异抗原，大量表达的纯化特异抗原用于 TP 形态学、遗传学、生理学、病理学及免疫学等基础研究。1992 年，发现 TP 具有独特的超微结构特征，其外膜蛋白较典型革兰阴性菌少 100 倍，而大量整合膜脂蛋白则位于胞浆膜，这种膜结构模型可部分解释 TP 逃避宿主免疫防御功能和引起持续感染的能力。自 20 世纪 80 年代以来，国外已制备 26 种 TP 重组抗原，其中 47kDa、17kDa 和 15kDa TP 脂蛋白（Tpp47、Tpp17 和 Tpp15）免疫原性极强，已用于梅毒的血清学检查。

二、发病机制与病理

梅毒的传染源是梅毒患者。其传染途径如下。

1.性接触

这是主要的传染途径。未经治疗的患者在感染后的一年内最具有传染性，这些患者的皮肤与黏膜损害表面有大量的梅毒螺旋体，在性交过程中很容易通过皮肤和黏膜的损伤处（甚至是很轻微的）传给对方。根据有关报告，在人类，其半数感染量（ID50）约为 50 条螺旋体。随着病期的加长，传染性越来越小，到传染后两年，通过性接触一般已无传染性。

2.胎传

患梅毒的孕妇，可以通过胎盘使胎儿受到感染。有研究证明在妊娠 7 周时，梅毒螺旋体即可通过胎盘，而使胎儿发生感染。

未经治疗的梅毒妇女，虽然通过性接触已无传染性（病期>2 年），但妊娠时仍可传染给胎儿，病期越长，传染性越小。患早期梅毒的母亲发生流产、死产、胎儿先天性梅毒或新生儿死亡的发生率高；患晚期梅毒的母亲发生胎儿先天性梅毒、死产或早产者较低。

3.其他途径

少数可以通过性接触以外的途径受传染，直接接触如接吻、哺乳等，间接接触有传染性损害患者的日常用品，如衣服、毛巾、剃刀、餐具及烟嘴等。医务人员在接触患者或含有梅毒螺旋体的标本时不小心也可受染。此外，如输血（早期梅毒患者作为供血者）偶尔也可发生传染。通过输血而受传染的患者不发生一期梅毒损害，而直接发生二期梅毒损害，称为无下疳梅毒。

在大多数感染性疾病中，随着细胞及（或）体液免疫应答的增强，临床症状消退，而梅毒则不同，细胞免疫应答在梅毒的免疫病理中的作用还不清楚。在体液免疫应答方面，螺旋体侵入人体后可产生很多抗体。临床症状的发展与抗体的产生相平行。早期梅毒中所产生的抗螺旋体抗体与抗心磷脂抗体无保护性免疫力。但在一部分未经治疗晚期的潜伏梅毒患者对感染具有免疫力，推测感染后缓慢出现的保护性免疫力（体液或细胞免疫或两者）是由于特异性抗原浓度低而且免疫原性弱的缘故。临床上也观察到二期梅毒损害广泛者，一般不发生晚期活动性梅毒；只有二期梅毒症状轻者及有梅毒螺旋体慢性病灶者发生三期梅毒。同时，也观察到一个患者可以发生二期或三期梅毒，但既发生二期又发生三期梅毒者则很少见。

梅毒的组织病理变化为：血管周围有浆细胞、淋巴细胞浸润及内皮细胞增生。在硬下疳及二期梅毒损害中浸润细胞主要为淋巴细胞及浆细胞，可有巨噬细胞，但巨细胞罕见。一期及二期梅毒中肿大的淋巴结皮质区显示滤泡性淋巴样增生，副皮质区萎缩伴有组织细胞浸润。晚期活动性梅毒损害有大量的细胞浸润：淋巴细胞、浆细胞、巨噬细胞，有时有巨细胞。晚期心血管及中枢神经系统梅毒有相似的细胞浸润。先天梅毒组织病理与早期或晚期活动性后天梅毒相似。

三、临床表现

（一）临床分型

梅毒可根据传染途径的不同而分为后天梅毒与先天（胎传）梅毒，又可根据病情的发展而分为早期梅毒与晚期梅毒。但是，病期可重叠或阙如。比如，15%的患者在出现二期梅毒时，下疳仍存在；而60%的潜伏梅毒患者不记得曾发生过二期梅毒；25%的患者否认曾发生一期梅毒。

早期梅毒有传染性，晚期梅毒无传染性。过去早期梅毒与晚期梅毒的区分以4年为界，现多主张以两年为界。

（二）自然病程经过

梅毒螺旋体侵入人体后，一方面在皮肤黏膜下繁殖，另一方面很快沿着淋巴管到达附近的淋巴结，经过2~4周的潜伏期，在侵入部位发生炎症反应，称为硬下疳。经过3~6周即使不经治疗，硬下疳也会自然消失。在硬下疳存在的这段时期，临床上称为一期梅毒。

在出现硬下疳时，梅毒螺旋体由硬下疳附近的淋巴结再进入血液扩散到全身，使几乎所有的组织和器官受侵。通过6~8周的潜伏期，可出现低热、浅淋巴结肿大、皮肤黏膜损害、骨膜炎、虹膜睫状体炎及脑膜炎等症状，此时称为二期梅毒。二期梅毒损害表面梅毒螺旋体很多，因此，感染性也很强。二期梅毒的症状可不经治疗在3~12周而自然消失，又进入潜伏状态，称为潜伏梅毒（或隐性梅毒）。此时，虽然临床上没有症状，但梅毒螺旋体仍然隐藏在组织或淋巴系统内，当机体抵抗力降低时，又出现症状，称为二期复发梅毒，可以反复出现几次。约25%的患者可复发，其中2/3发生于6个月内，90%发生于1年内，95%发生于2年内。

30%~40%的患者发生晚期活动性梅毒，包括皮肤黏膜梅毒、骨梅毒、内脏梅毒、心血管梅毒及神经系统梅毒等。后两种梅毒对患者的健康影响较大，甚至可导致死亡。一部分患者可不出现晚期梅毒的症状，只是梅毒血清反应持续阳性，称为晚期潜伏梅毒；也可以有一部分患者（约1/3）血清反应滴度逐渐下降，最后转为阴性而自然痊愈。

一般免疫力正常的人，三期梅毒极少见，但部分原因是患者患有其他感染性疾病时应用了抗生素，体内梅毒螺旋体已被消灭。

以上的病程经过是指未经治疗患者的自然过程，但由于患者身体的强弱、抵抗力的大小及治疗的影响，均可使每个患者的病程不相同。

（三）一期梅毒的临床表现

一期梅毒的潜伏期是 2～4 周。主要症状硬下疳出现于梅毒螺旋体侵入处，大多发生于生殖器部位，少数发生于唇、咽、宫颈等处。男性多发生在阴茎的包皮、冠状沟、系带或龟头上，同性恋男性常见于肛门部或直肠；女性多发生在大小阴唇或子宫颈上。

硬下疳开始时为一丘疹，但很快溃破。典型的硬下疳，1～2cm 直径大小，呈圆形，境界清楚，疮面稍高出皮面，呈肉红色的糜烂面，上有少量渗出物，内含大量梅毒螺旋体。触诊时有软骨样硬度，无疼痛与压痛（无继发感染时），损害数目通常仅一个，不经治疗可在 3～8 周内自然消失，不留痕迹或留有轻度萎缩性瘢痕。

硬下疳出现后数天到 1 周，一侧局部淋巴结肿大，以后另一侧淋巴也肿大，较硬，彼此散在不融合，无疼痛及压痛，表面皮肤无红肿热，不化脓，穿刺液中含有梅毒螺旋体。

在硬下疳的初期，大部分患者的梅毒血清反应呈阴性，以后阳性率逐渐增高，到硬下疳出现后 6～8 周，全部患者血清反应变成阳性。

（四）二期梅毒的临床表现

这是梅毒螺旋体由局部经淋巴结进入血液，在人体内大量播散后而出现的全身表现，一般发生在感染后 7～10 周，或硬下疳出现后 6～8 周。

早期症状有流感样综合征（60%～90%），有发热，全身不适，头痛，肌肉痛，关节痛，流鼻涕。全身散在淋巴结肿大（50%～85%），无压痛，可活动，较硬。

1.二期皮肤黏膜损害

80%～95%的患者可有此损害。其特征是广泛，而且对称，自觉症状轻微，破坏性小，但实际传染性强。二期梅毒疹有下列几种。

（1）皮疹：可有斑疹（玫瑰疹）、斑丘疹、丘疹、丘疹鳞屑性梅毒疹、毛囊疹、雅司样疹、脓疱疹、蛎壳状疹、溃疡疹等。这些损害可以单独出现或合并出现。

斑疹是二期梅毒最早发生的皮肤损害，发生于下疳出现后的5～8周。皮损分布于躯干、肩及四肢屈侧。斑疹呈圆形或卵圆形，直径有0.5～1cm大小，玫瑰色。一般在数天内消退，但少数可持续存在并发展为丘疹。

斑丘疹是二期梅毒最常见的病损，常发生于感染后2～4个月。皮疹分布于全身，包括面、躯干、四肢屈侧，但下肢比上肢少。掌跖部的斑丘疹具有特征性。

丘疹也是二期梅毒最常见并具有特征性的皮疹，数目比斑疹少，呈铜红色，丘疹顶端可呈扁平或尖顶状，大小不一，表面光滑或有鳞屑。广泛分布于躯干、上下肢、掌跖及面部。丘疹可孤立或群集，形成环状或弓形损害。环状损害多发生于面部，也可见于阴囊、外阴及手部。丘疹还可发生于发际，而称为额发缘梅毒疹。还可有多种与其他皮肤病皮疹相似的丘疹。除毛囊疹有瘙痒外，其他二期梅毒疹一般都不痒。

脓疱疹不常见，斑丘疹或丘疹坏死后形成脓疱疹。最常见于面及头皮。但是在抵抗力低的患者如艾滋病及营养不良的患者中脓疱疹可分布于全身。

（2）扁平湿疣：好发于肛门周围，外生殖器等皮肤互相摩擦和潮湿的部位。由扁平湿丘疹融合而形成，稍高出皮面，界限清楚，表面糜烂，如菜花，覆有灰白色薄膜，内含有大量梅毒螺旋体。

（3）梅毒性脱发：发生较晚，常在6个月后，有很多小而分散的斑片状脱发，呈虫蚀状，主要发生于颞颥部及后头部。有时可发生弥散性脱发，睫毛、外1/3眉毛及体毛也可脱落。梅毒性脱发是暂时性的，不管患者是否得到治疗，头发均可再生。

（4）梅毒性白斑：当斑疹或丘疹消退后，可留有很多小片浅色斑，可持续存在数月。多见于女患者，特别是肤色较深者。常分布于颈及背部，因此，称为"颈部梅毒性白斑"。

（5）梅毒黏膜损害：约1/3的二期梅毒患者可发生黏膜损害。最典型的损害称为黏膜斑，与丘疹同时发生，分布于唇及颊的内侧、舌、咽、扁桃体、喉部。典型的黏膜斑表现为黏膜红肿，有浅糜烂，呈圆形、扁平或稍高起，上覆灰白色渗出物，边缘有暗红色晕，无疼痛感。在软腭及咽部黏膜损害可群集，形成一伸长的溃疡，称为"蜗牛爬行痕迹样溃疡"。在舌背部黏膜斑呈圆形、暗粉红色，表面光滑，这是由于舌乳头破坏所形成。鼻与喉的黏膜斑可使声音沙哑。黏膜斑也可发生于生殖器，常见于女阴，男性龟头及包皮内侧。无继发感染时，黏膜斑一般无疼痛。黏膜斑具高度传染性，因其含大量的梅毒螺旋体，所以，在治疗后比皮肤损害容易复发。

2.二期骨损害

可发生骨膜炎及关节炎、骨炎、骨髓炎、滑囊炎和腱鞘炎，以前两者为常见。多发生于四肢的长骨和大关节，也可发生于骨骼肌的附着点，如长骨鹰嘴、髂骨嵴及乳突等处。晚上和休息时疼痛较重，白天及活动时活动较轻。患者通常无发热，白细胞增多等全身症状，表面组织无炎症现象。X线检查主要示赘生性改变，而关节炎则无明显损害可见。抗梅治疗有速效。初次接受抗梅治疗时疼痛增剧。

3.二期眼梅毒

可发生虹膜炎、虹膜睫状体炎、脉络膜炎、视神经炎和视网膜炎等。其中，虹膜炎最常见，与其他疾病所致者不易区别。出现这些眼病患者，应注意有无明显的二期梅毒损害，梅毒血清反应是否阳性，抗梅毒治疗有无良效。

4.二期神经梅毒

（1）无症状性神经梅毒：无临床症状，但脑脊液有异常变化。脑脊液白细胞数增多，蛋白量增加，性病研究实验室玻片试验（VDRL）阳性，并可从脑脊液中检出梅毒螺旋体。

（2）其他表现：脑膜炎、脑血管梅毒及脑膜血管梅毒等。头痛为其主要症状，急性脑膜炎的表现为第Ⅲ、Ⅵ、Ⅷ对脑神经受累，视盘水肿，少数患者有同侧偏盲及偏瘫。

5.二期复发梅毒

因抗梅治疗剂量不足或患者免疫力降低，二期损害消退后可重新出现，时间是在感染后 1~2 年内。可有皮肤黏膜、眼、骨及内脏损害复发，最常见者为皮肤黏膜损害复发，其损害与二期梅毒疹大体相似，但皮疹数目较少，分布较局限，群集现象较二期时更为明显，破坏性较大，好发于肛周、脐窝、腋窝、阴部及掌跖部。

还可有血清复发，是各种复发中最多者。血清复发时，可无其他系统复发，而有其他系统复发时，通常先有血清复发，可以认为血清复发是其他复发的前奏。

（五）三期梅毒（晚期梅毒）的临床表现

三期梅毒约 40%未经治疗的患者可发生一种或另一种活动性晚期梅毒，其中 15%的患者发生良性梅毒，10%~25%为心血管梅毒，10%为神经梅毒。良性梅毒指梅毒侵犯非致命的组织与器官，如皮肤、软组织、骨骼、软骨或睾丸等。

1.三期皮肤黏膜梅毒

（1）结节性梅毒：多数皮下小结节，约 0.5cm 直径大小，呈古铜色，分布局限，不对称，常见于前额、臀、面部、肩部及肩胛间、四肢等处；排列呈环形、蛇形或肾形，有的可自然消失，遗留萎缩斑，或发生浅溃疡，愈后遗留浅瘢痕，边缘又发生新的小结节。自觉症状轻微。

（2）树胶肿：开始时为皮下小硬结，逐渐增大，与皮肤粘连，形成浸润性斑块，数周后可达直径 4~5cm。中心逐渐软化，发生溃疡，排出血性脓液并逐渐变深及扩大，常一面愈合，一面继续发展而形成肾形或马蹄形的穿凿性溃疡。另外，常发生于受外伤及化学刺激以后，多见于四肢伸侧、前额、头部、胸骨部、下腿及臀部等处。损害数目不多，不治疗经半年或更久可以自愈，愈后其瘢痕常呈萎缩性。

上颚及鼻中隔黏膜树胶肿可侵犯骨质，排出死骨，产生上腭、鼻中隔穿孔及马鞍鼻，引起吞咽困难及发音障碍。少数可发生喉树胶肿而引起呼吸困难、声音嘶哑。舌可发生浅表性舌炎及树胶肿性溃疡。

（3）近关节结节：皮下结节发生于髋、肘、膝及骶关节等大关节附近。呈对称性，坚硬，其上皮肤无炎症，压迫时稍有痛感，无其他自觉症状。1~2cm 直径大小，发展缓慢，不破溃，治疗后可逐渐消退。

2.骨梅毒

骨梅毒以骨膜炎为常见，常侵犯长骨，与二期梅毒相似，但损害较少，疼痛较轻，病程较慢。另外，骨树胶肿性骨炎，常见于扁骨，如颅骨，可形成死骨及皮肤溃疡。还可发生硬化性骨炎，由于骨密度增高及骨膜改变可掩盖树胶肿性损害。

3.眼梅毒

眼梅毒少数可发生虹膜睫状体炎、视网膜炎及间质性角膜炎等，可导致失明。

4.晚期心血管梅毒

晚期心血管梅毒常见于约 10%未经抗梅治疗的患者，多发生在感染后 10～30 年，约 25%的是合并神经梅毒。

（1）梅毒性单纯主动脉炎：其发生率占心血管梅毒患者的 27%～36%，常发生于升主动脉。可有胸骨后不适感或疼痛，与心绞痛相似。有的有阵发性呼吸困难。听诊在主动脉区可闻一收缩期杂音及（或）主动脉第二音增强。X 线片可示主动脉扩张。梅毒血清反应呈阳性。

（2）梅毒性主动脉瓣关闭不全：其发生率占心血管梅毒患者的 30%～45%，常与梅毒性主动脉瘤并发。心脏向左下方扩大，主动脉瓣区有收缩期及舒张期杂音，收缩压升高，舒张压降低，致使脉压增加，出现水冲脉和指甲毛细血管搏动。X 线检查示左心室扩大，主动脉扩大及主动脉弓搏动增强。严重时发生充血性心力衰竭，导致死亡。梅毒血清反应呈阳性。

（3）梅毒性主动脉瘤：其发生率约占心血管梅毒患者的 20%，多发生于升主动脉及主动脉弓部，呈梭状或囊状。一些主动脉瘤不产生症状与体征，在尸解时才发现。主动脉瘤增大后，可发生压迫附近组织的症状，如咳嗽、吞咽困难、气喘、声音嘶哑（左喉返神经）、霍的（Horner）综合征（交感神经干）及胸部搏动等。上腔静脉在受压迫时，头颈部静脉充血及发绀，X 线检查见有搏动的阴影。严重者血管瘤可发生破裂，导致患者立即死亡。几乎所有患者梅毒血清反应均呈阳性。

（4）梅毒性冠状动脉口狭窄：发生率占心血管梅毒的 1/4～1/3。约 90%的本病患者伴有梅毒性主动脉瓣闭锁不全。年龄小于 50 岁，症状类似心绞痛，但发作持续时间长且晚上加重，亚硝酸盐疗效不佳，冠状动脉血管造影有助于确定诊断。梅毒血清反应呈阳性。

（5）心肌树胶肿：非常少见，树胶肿大小不一，单发或多发，以发生于左心室及室间隔为多见。生前很难做出诊断。

5.其他晚期内脏梅毒

梅毒还可侵犯呼吸、消化及泌尿等系统，但发生率不高，对患者的健康危害性比心血管梅毒及神经梅毒小。

6.晚期神经梅毒

因其他疾病而应用抗生素治疗较过去频繁，可能使神经梅毒的表现与过去所描述的有所不同。

（1）无症状神经梅毒：脑脊液检查有异常变化，神经科检查未发现临床症状与异常的体征。可有或无其他器官及系统的梅毒表现。

（2）脑膜血管梅毒：①灶性脑膜病毒：罕见，脑膜有树胶肿形成，症状与其他逐渐增大的脑部肿瘤相同；②脑血管梅毒：发生于感染后 7 年。临床表现与动脉硬化性血栓形成的疾病相类似，可发生灶性神经系统表现，特别是偏瘫及失语；③脊髓脑膜血管梅毒：罕见。脑脊髓最常受侵，有胸部神经根痛、四肢肌肉萎缩、感觉丧失、感觉异常、括约肌功能障碍等。

（3）脑实质梅毒：①麻痹性痴呆：发生于感染后 10～15 年。可发生精神方面与神经方面的表现。血清 VDRL 试验常呈阳性，荧光螺旋体抗体吸收试验（FTA-ABS）95%以上病例呈阳性。大部分患者脑脊液 VDRL 及 FTA-ABS 试验也呈阳性；②脊髓结核：发生于感染后 10～20 年，为脊髓后索发生病变所致。约 30%的患者血清 VDRL 试验呈阴性，FTA-ABS 试验为阳性。脑脊髓液检查：细胞数及蛋白量均增加，VDRL 试验为阳性；③视神经萎缩：罕见，常并发于脊髓结核，也可在其他神经梅毒时发生。开始为一侧，随后另一侧也发生，导致双目失明。眼底检查视神经盘呈灰白色，边缘清楚。脑脊液 VDRL 试验可阳性或阴性。比如，VDRL 试验为阴性，又无脊髓痨的表现则很难确定视神经萎缩是梅毒引起的。

（六）潜伏梅毒（隐性梅毒）

梅毒未经治疗或用药剂量不足，无临床症状，梅毒血清反应呈阳性，没有其他可以引起梅毒血清反应呈阳性的疾病存在，脑脊液正常，这类患者称为潜伏梅毒。感染期限在两年以内的称为早期潜伏梅毒，这类患者（20%）可 1 次或多次发生二期复发损害，应视为是有传染性的。病期在 2 年以上者，称为晚期潜伏梅毒，这类患者发生复发者少见，一般认为没有传染性，但女患者仍有可能经过胎盘而传给胎儿，发生先天梅毒。潜伏梅毒如不加治疗，一部分患者可发生晚期梅毒。

（七）先天梅毒（胎传梅毒）

先天梅毒是胎儿在母体内通过血源途径感染所致，由于其传染方式与后天梅毒不同，胎儿的体质与成人不同，所以，它的症状与后天梅毒有一定的区别。先天梅毒不发生硬下疳，常有较严重的内脏损害，对胎儿的健康影响很大，病死率较高。

1.早期先天梅毒

多数梅毒儿出生时除体型瘦小外，其他表现正常，约 2/3 的病例到 3～8 周时才发生临床症状。

（1）淋巴结肿大：20%～50%的患儿淋巴结肿大，其特点是不融合、可活动、硬、无触痛。20%的病例滑车上淋巴结肿大，对先天梅毒具有特征性。

（2）黏膜损害：梅毒性鼻炎是最常见的早期症状，最初鼻分泌物呈水样，以后逐渐变黏稠，呈脓性及血性，以致哺乳困难。分泌物中可查到很多梅毒螺旋体，喉炎可造成声音嘶哑，口腔内有黏膜斑。

（3）皮肤损害：33%～58%的患者发生皮肤损害，常发生于出生后 6 周，泛发并呈对称性，可呈多种形态。好发于面（口及鼻周围）、尿布区及掌跖部。其一为水泡一大疱型皮损（梅毒性天疱疮），具特征性，常为疾病严重的表现，好发于掌跖部。含浆液或脓性渗出物，其中含很多梅毒螺旋体，疱破后有结痂及脱屑。其二为斑丘疹及丘疹鳞屑性损害，对称分布，好发于掌跖、外生殖器、臀部及面下半部，基本损害为红棕色丘疹，可有或无鳞屑。在潮湿部位（特别是肛门部），这些损害可发生糜烂，而成为与扁平湿疣相同的损害。在口角、鼻孔及肛门周围可发生线状皲裂性损害，愈合后成为特征性的放射状瘢痕。此外，患梅毒的新生儿皮肤还可呈干皱状，如老人的皮肤。可有脱发，呈片状，主要分布于头部两侧及后侧；睫毛及眉毛也可脱落，具有特征性。也可有甲沟炎、甲床炎等。

（4）骨损害：长骨可有骨软骨炎，多发生于 6 个月内，长骨端肿胀引起四肢疼痛、压痛、肿胀、不能活动，稍一牵动四肢即引起啼哭，称之为梅毒性假性麻痹。X 线检查示长骨骨骺增大，变宽，有不规则的骨骺线，骨干骺端的远端有暂时性钙化带增厚而呈不规则的"锯齿状"。也可发生骨膜炎，发生梅毒性指炎时，手指呈梭状肿胀。

（5）脏器损害：10%的患儿可发生神经梅毒，以脑膜血管神经梅毒为多见，还可发生视神经萎缩、偏瘫或完全性麻痹及脑膜炎。约90%的患者有脾大，约 40%的患者有肝脾大，30%的患者发生黄疸，少数有梅毒性肾炎。因早期先天梅毒而死亡者，检查发现肺部有浸润，称为"白色肺炎"。可有贫血及血小板减少。

（6）眼梅毒：可发生脉络膜视网膜炎，在颗粒状眼底的边缘产生"盐与花椒"状色素斑。以后成为晚期先天梅毒的一个标记。

2.晚期先天梅毒

发生于 2 岁以后，最常发生于 7～15 岁时，但 30 岁以后发生者少见。由于儿童时期因其他感染而常应用抗生素，因此，典型的晚期梅毒临床少见。其表现可分为两组：①永久性标记：为早期病变所遗留，已无活动性，但有特征性。包括：前额圆凸、佩刀胫、Hutchinson 齿、Moon 齿、马鞍鼻、孔口周围放射状疤、胸锁骨关节骨质肥厚（Higoumenaki 征）及视网膜炎；②仍然具有活动性损害所致的临床表现：脑脊液异常变化、肝脾大、鼻及腭部树胶肿、关节积液（Clutton 关节肿）、骨膜炎、指炎及皮肤黏膜损害。

（1）齿损害：Hutchinson 齿，其特征为上门齿呈"螺丝刀"状，下端比近齿龈端窄，咬合面中央有半月形缺口，齿厚度增加，齿间隙增宽。Moon 齿：下第一臼齿（或6岁臼齿）较小，齿尖集中于咬合面中部，形如桑葚。

（2）间质性角膜炎：其发生率约为先天梅毒患者的 25%，一般发生于 4～20 岁时，女性多于男性，开始时为一侧，以后另一侧也受累。急性发作、角膜充血、眼痛、畏光、流泪、角膜浑浊、视力减退。角膜边缘的巩膜充血，角膜深层有小血管侵入，产生暗红色区称为"橙红色斑"，由于细胞浸润使角膜变得不透明。

（3）耳聋：因第 8 对颅神经受侵，导致神经性耳聋。发生于 10 岁左右，患者可有迷路炎、恶心、眩晕、耳鸣及进行性失聪。对抗梅治疗无显著疗效，但用肾上腺皮质激素可使之减轻。

（4）Hutchinson 三征：出现 Hutchinson 齿、间质性角膜炎及神经性耳聋，称为 Hutchinson 三征，具有特征性。

（5）硬化性骨损害：为骨炎症反应后所遗留的特征性变化，如前额圆凸：前额骨增厚并突出；佩刀胫：胫骨中部增厚，向前隆起；Higoumenaki 征：一侧锁骨变粗，使用右手者见于右侧，使用左手者见于左侧；Clutton 关节肿：罕见，膝关节积液，发生于 1～15 岁儿童。无炎症现象，可能为超敏反应。X 线检查示关节腔扩大，骨结构无变化，关节腔液含少数淋巴细胞，无多形核粒细胞。骨损害中罕见树胶肿。

（6）神经梅毒：可发生无症状晚期神经梅毒（48%），麻痹性痴呆（21%）及脊髓痨（11%）。同时，可发生智力发育迟缓。

（7）心血管损害：罕见，偶见主动脉瘤，主动脉瓣关闭不全及心肌梗死。

3.先天性潜伏梅毒

先天性梅毒未经治疗，无临床症状，梅毒血清反应呈阳性。年龄小于 2 岁者为早期，大于 2 岁者为晚期先天性潜伏梅毒。

四、实验室检查

（一）组织及体液中梅毒螺旋体的检查

1.暗视野显微镜检查

用暗视野显微镜检查病损内的梅毒螺旋体，对早期梅毒的诊断具有十分重要的价值，包括硬下疳，二期梅毒的扁平湿疣，口腔黏膜斑等。

2.免疫荧光染色或直接荧光抗体试验（DFA）

用以检测含梅毒螺旋体的标本，在荧光显微镜下观察结果。

3.银染色

可显示内脏器官及皮肤损害中的梅毒螺旋体。

（二）梅毒血清试验

梅毒血清试验可以根据所用抗原的不同而分为两类：①非螺旋体抗原血清试验，用心磷脂做抗原，检测血清中的抗心磷脂抗体，亦称反应素；②螺旋体抗原血清试验，用活的或死的梅毒螺旋体与其成分来检测抗螺旋体抗体。

1.非梅毒螺旋体抗原血清试验

现介绍目前应用较多的三种试验。

（1）性病研究实验室玻片试验（VDRLtest）：此试验目前应用较广泛，用心磷脂加卵磷脂及胆固醇为抗原，抗原及对照已标准化，可做定量及定性试验。为一絮状反应试验，需用低倍显微镜来观察结果。操作简单，费用低，除用于血清检测外，还可用于检测脑脊液，以助神经梅毒的诊断。缺点为抗原必须每天新鲜配制。

（2）血清不需加热的反应素玻片试验（USRtest）：USR抗原是VDRL抗原的改良。含氯化胆碱可灭活受检血清，而不需加热灭活血清；还含乙二胺四乙酸（EDTA），可防止抗原变性，因此，抗原不需要每天新鲜配制。也需要显微镜读结果。敏感性与特异性与VDRL试验相似。

（3）快速血浆反应素环状卡片试验（RPR test）：RPR抗原也是VDRL抗原的改良，除含氯化胆碱及EDTA外，还加入了高纯度的胶体碳，血清试验呈阳性时，絮状物呈黑色，可用肉眼观察结果。特异性与敏感性与 VDRL 试验相似。用 1 次性涂塑卡片代替玻片做试验，除血清外还可用血浆做试验。

2.梅毒螺旋体抗原血清试验

（1）荧光螺旋体抗体吸收试验（FTA-ABS test）：用 Nichol 株梅毒螺旋体作抗原，在患者血清中加吸收剂（非致病螺旋体 Reiter 株培养物）以去除非特异性抗体（口腔或生殖道中腐物寄生螺旋体所致的非特异性交叉抗体），再加入异硫氰酸荧光素（FITC）标记的抗人球蛋白，在荧光显微镜下观察结果。此试验检测的是抗梅毒螺旋体 IgG 抗体，敏感性及特异性均高，特别是对一期梅毒，敏感性高于其他梅毒血清试验，它是目前最常用的螺旋体抗原血清试验。

（2）梅毒螺旋体血凝试验（TPHA）：用被动血凝法检测抗梅毒螺旋体抗体。敏感性及特异性均高，操作比 FTA-ABS 试验简单，费用也比它低，因此，近年来应用较广泛。目前应用的有两种试验：一种即 TPHA，另一种为梅毒螺旋体颗粒凝聚试验（商品名 Serodia TPPA）。两者都用超声波粉碎的 Nichol 株螺旋体悬液为抗原，前者用经甲醛处理的羊红细胞作为抗原载体，后者用纯化的明胶颗粒作为抗原载体。

3.几种梅毒血清试验在未经治疗的梅毒患者中阳性率的比较

几种梅毒血清试验在未经治疗的梅毒患者中阳性率的比较见表 2-1

表 2-1　未经治疗梅毒患者的血清试验阳性率

试验	病期（阳性率%）			
	一期	二期	潜伏	晚期
VDRL	59～87	100	73～91	37～94
RPR	85	100		80
FTA-ABS	68～91	99～100	96～99	96～100
TPHA-ABS	64～87	96～100	96～100	94～100

从上表可以看出一期梅毒以 FTA-ABS 试验敏感性最高。在晚期梅毒中 VDRL 及

RPR 试验有相当一部分患者呈阴性。

4.梅毒血清试验的应用指征

（1）非梅毒螺旋体抗原试验：可作为常规试验，还可用于大量人群的筛查。可做定量试验，用于观察疗效，是否复发或再感染，鉴别先天梅毒与被动反应素血症。脑脊液做 VDRL 试验有助于神经梅毒的诊断。

（2）梅毒螺旋体抗原血清试验：FTA-ABS 试验及 TPHA 试验敏感性及特异性均高，一般用来做证实试验，特别是潜伏梅毒及一些非螺旋体抗原血清试验阴性而又怀疑为梅毒的患者。

这类试验所测的是抗 IgG 梅毒螺旋体抗体，即使患者经足够的抗梅治疗，血清反应仍保持阳性，因此，不能用于观察疗效、复发及再感染。

5.梅毒血清假阳性反应

无梅毒者，而梅毒血清反应却呈阳性，此现象称为梅毒血清反应假阳性。

梅毒血清假阳性反应的分类。①技术性假阳性反应：由于标本的保存（如细菌污染或溶血）、转送或实验室操作的技术所造成，据估计25%的假阳性属这类假阳性。比如，排除了技术问题，再重复试验，无梅毒的患者，试验即可为阴性；②生物学假阳性反应：不是由于技术性错误，而由于患者有其他疾病或生理状况发生变化，其梅毒血清反应出现阳性。但由一些其他密螺旋体感染所致的疾病，如雅司、品他等地方性密螺旋体病，梅毒血清反应也呈阳性，对于这些疾病引起的阳性血清反应，一般不列为生物学假阳性，而是真阳性。

生物学假阳性反应又可分为急性（或暂时性）及慢性两类。

急性生物学假阳性反应：见于很多非梅毒的感染性疾病，如风疹、麻疹、水痘、传染性单核细胞增多症、病毒性肝炎、牛痘疹、上呼吸道感染、肺炎球菌性肺炎、亚急性细菌性心内膜炎、活动性肺结核、丝虫病、疟疾、鼠咬热、回归热及钩端螺旋体病等。实际上，任何急性热性病都可能产生一种急性生物学上的假阳性反应。这些病例血清反应滴度都低，很少超过 1∶8，而且在疾病消退后数周内常转为阴性，在 6 个月一般都转为阴性。当用 FTA-ABS 试验或 TPHA 试验来检测时，血清反应呈阴性。慢性生物学假阳性反应：可持续数月或数年，甚至终身。

螺旋体抗原血清试验，极少数患者可出现生物学假阳性反应。

在这些假阳性反应中，大多数为系统性红斑狼疮患者，少数为药物诱发的红斑狼疮与类风湿性关节炎。多呈弱阳性反应，在 FTA-ABS 试验中螺旋体呈串珠状荧光型。在 Lyme 病中，螺旋体抗原血清试验呈阳性，而非螺旋体抗原血清试验呈阴性。

6.前带现象

非螺旋体抗原试验（如 VDRL 试验）中，有时出现弱阳性，不典型或阴性的结果，而临床上又像二期梅毒，将此血清稀释后再做血清试验，出现了阳性的结果，此称为"前带现象"。其原因是此血清中抗心磷脂抗体量过多，抑制了阳性反应的出现。1%~2%的二期梅毒患者可因此，现象而发生梅毒血清假阴性反应。

7.治疗后梅毒血清反应的变化

梅毒患者治疗后螺旋体抗原血清试验很少发生变化，继续维持阳性，而非螺旋体抗原血清试验可发生变化。一期、二期梅毒治疗后 3 个月血清反应滴度可下降 4 倍，6 个月下降 8 倍。一期梅毒一年内转为阴性，二期梅毒二年内转为阴性。因此，可用非螺旋体抗原血清试验对患者做疗效观察。大多数晚期梅毒患者在正规治疗后第 5 年时，血清反应可转为阴性，但有一部分患者仍维持阳性。

8.耐血清性

梅毒患者经过抗梅治疗，非螺旋体抗原血清试验（如 RPR 或 USR 试验）在一定时间内不转为阴性。早期梅毒患者的耐血清性常与治疗不足或不规则治疗、复发、再感染或与神经系统梅毒等因素有关。晚期梅毒的耐血清性与梅毒的类型及开始治疗的时间早晚有关；这些患者经正规抗梅毒治疗后，即使再予更多的治疗也不能使血清滴度降低。

（三）脑脊液检查

梅毒螺旋体侵犯中枢神经系统后，早期即可用检查脑脊液（CSF）来发现，而且经青霉素治疗后，常可消除中枢神经系统的梅毒病变，因此，检查脑脊液对梅毒患者是很重要的。

脑脊液检查包括以下几个方面：

1.细胞计数

正常白细胞数应＜3/mm³（3×10⁶/L），如白细胞数≥10/mm³（10×10⁶/L）时，示中枢神经系统有炎症现象。神经梅毒或无症状的神经梅毒，经青霉素治疗后脑脊液中白细胞数可迅速减少至正常。

2.蛋白质测定

正常脑脊液中，大部分蛋白为清蛋白，小部分为球蛋白，故总蛋白量增加或两种蛋白的比例发生改变，即为异常现象。脑脊液中总蛋白量正常为 10～40mg/100mL，神经梅毒时可稍升高，或高达 100～200mg/100mL。神经梅毒患者的脑脊液做免疫电泳，发现有高分子量的蛋白存在，如α_2脂蛋白及α_2巨球蛋白。此外，IgG1 特别是 IgM 值也升高，这些均示有血-脑屏障受损。因此，检测脑脊液中的 Ig 及高分子的蛋白有助于评价神经系统梅毒的活动性。

3.抗心磷脂抗体试验

用 VDRL 试验，虽然敏感性不高，部分活动性神经梅毒此试验可呈阴性反应，但特异性高，如试验结果呈阳性，具有诊断价值。

五、诊断及鉴别诊断

梅毒的病程长，症状复杂，可与很多其他疾病的表现相似，因此，必须结合病史、体检及实验室检查的结果，进行综合分析，才能做出诊断。必要时还需要进行追踪观察、家属调查和试验治疗等辅助方法。

实验室检查是诊断梅毒的重要手段，早期梅毒皮肤黏膜损害用暗视野显微镜检查可查到梅毒螺旋体。梅毒血清试验有助梅毒诊断，一般用非螺旋体抗原试验（如 RPR 或 USR 试验）做筛查，如阴性，只有在怀疑患者为梅毒时，才做进一步检查。比如，结果为阳性，①且病史及体检结果符合梅毒，可以确定诊断；②如病史及体检不符合梅毒者，应进一步做螺旋体抗原试验（如 FTA-ABS 试验或 TPHA 试验）；一般来说，试验结果呈阳性可以肯定梅毒的诊断，如果阴性，则 RPR 或 USR 试验的结果为生物学假阳性反应。脑脊液检查对神经梅毒（包括无症状神经梅毒）的诊断、治疗、预后的判断均有帮助。检查项目应包括：细胞计数、蛋白量及 VDRL 试验。

六、治疗

（一）梅毒的治疗原则

1.梅毒诊断必须明确。

2.及时治疗，及早治疗

早期梅毒经充分足量治疗，大约 90%的早期患者可以达到根治的效果，而且愈早治疗效果愈好。

3.规则而足量的治疗

早期梅毒未经治疗者，25%有严重损害发生，而接受不适当治疗者，则为 35%～40%，比未经治疗者结果更差。说明不规则治疗可增多复发及催促晚期损害提前发生。

4.治疗后要经过足够的时间追踪观察。

（二）梅毒治疗的目的与要求

1.早期梅毒（一、二期显发及复发梅毒）

要求症状消失，尽快消除传染性，血清阴转，预防复发和发生晚期梅毒。比如，为早期复发患者，治疗量应加倍。

2.晚期皮肤黏膜、骨、关节梅毒

要求症状消失，功能障碍得到恢复，防止发生心血管及神经系统梅毒，不一定要求血清阴转。

3.早期先天梅毒

要求症状消失，血清阴转。当患儿内脏损害多而严重时，首先要立足于挽救患儿的生命，小心谨慎地进行治疗，避免发生严重的吉海反应。

4.晚期先天梅毒

要求损害愈合及预防新的损害发生，不一定要求血清阴转。先天梅毒的间质性角膜炎可同时口服泼尼松，并局部滴皮质类固醇。

5.孕妇梅毒

在妊娠早期治疗是为了使胎儿不受感染；妊娠晚期治疗是为了使受感染的胎儿在分娩前治愈，同时也治疗孕妇。对曾分娩过早期先天梅毒儿的母亲，虽无临床体征，血清反应也阴性，仍需进行适当的治疗。

6.各类潜伏病毒

主要预防各种复发，应给足量的抗梅毒治疗，对晚期潜伏梅毒不要求血清反应阴转。

7.心血管梅毒、神经梅毒与各种内脏梅毒

在用青霉素治疗前最好结合有关专科进行处理，并慎重地进行抗梅治疗，切忌在短时期内用大量抗梅药物的急速治疗，以免发生瘢痕收缩所引起的重要脏器的严重功能障碍。

8.治疗开始时要避免发生吉海反应

此现象于首次用药后数小时至24h（通常为3～12h）出现流感样症状，体温升高（38～40℃），全身不适，梅毒性损害可暂时加重，内脏及中枢神经系统梅毒症状显著恶化。为了预防发生此反应，青霉素可由小剂量开始逐渐加到正常量，对神经梅毒及心血管梅毒可以在治疗前给予一个短疗程泼尼松，30～40mg/d，分次给药，抗梅治疗后2～4d逐渐停用。皮质类固醇可减轻吉海反应的发热，但对局部炎症反应的作用则是不确定的。

（三）梅毒治疗方案

1.早期梅毒（包括一期、二期，病期在两年以内的潜伏梅毒）的治疗

（1）青霉素：①普鲁卡因青霉素 G，80 万 U/d，肌内注射，连续 10d，总量 800

万U；②苄星青霉素（长效西林），240万U，分为两侧臀部肌内注射，每周1次，共2次。

（2）对青霉素过敏者用以下药物：①盐酸四环素500mg，每日4次，口服，总量2g/d，连服15d（肝、肾功能不全者禁用）；②红霉素，用法同四环素；③多西环素100mg，每日两次，连服15d。

2.晚期梅毒（三期皮肤、黏膜、骨骼梅毒，晚期潜伏梅毒或不能确定病期的潜伏梅毒）及二期复发梅毒的治疗

（1）青霉素：①普鲁卡因青霉素G，80万U/d，肌内注射，连续20d为1个疗程，也可考虑给第二疗程，疗程间停药两周；②苄星青霉素G，240万U，肌内注射，每周1次，共3次。

（2）对青霉素过敏者用下列药品：①盐酸四环素500mg，每日4次，口服，总量2g/d，连服30d为一疗程；②红霉素，用法同四环素；③多西环素100mg，每日两次，连服30d。

3.心血管梅毒的治疗

（1）青霉素：不用苄星青霉素。比如，有心力衰竭，首先治疗心力衰竭，待心功能可代偿时，可注射青霉素，但从小剂量开始以避免发生吉海反应，造成病情加剧或死亡。水剂青霉素G，第1天10万U，1次肌内注射；第2天10万U，2次/d，肌内注射；第3天20万U，每日两次，肌内注射；自第4天起按下列方案治疗。普鲁卡因青霉素G，80万U/d，肌内注射，连续15d为一疗程，疗程总量1200万U，共2个疗程（或更多），疗程间停药两周。

（2）对青霉素过敏者用下列药物：①盐酸四环素500mg，每日4次，口服，总量2g/d，连服30d为1个疗程；②红霉素，用法同四环素。

4.神经梅毒的治疗

（1）青霉素：①水剂青霉素G，1800万～2400万U，静脉滴注（300万～400万U，每4h1次），连续10～14d。继以苄星青霉素G，每周240万U，肌内注射，共3

次；②普鲁卡因青霉素 G，240 万 U/d，1 次肌内注射，同时口服丙磺舒，每次 0.5g，每日 4 次，共 10～14d。必要时，继以苄星青霉素 G，每周 240 万 U，肌内注射，共 3 次。

（2）对青霉素过敏者可用四环素 500mg，每日 4 次，连服 30d。也可用多西环素 200mg，每日两次，连服 30d。

5.妊娠期梅毒的治疗

（1）普鲁卡因青霉素 G，80 万 U/d，肌内注射，连续 10d。妊娠初 3 个月内，注射一疗程，妊娠末 3 个月注射一疗程。治疗后每月做 1 次定量 USR 或 RPR 试验，观察有无复发及再感染。

（2）对青霉素过敏者，用红霉素治疗（禁用四环素）。服法及剂量与非妊娠患者相同，但其所生婴儿应该用青霉素再治疗。

6.先天梅毒的治疗

（1）早期先天梅毒（2 岁以内）：脑脊液异常者：①水剂青霉素 G，5 万 U/（kg·d），分 2 次静脉滴注，连续 10～14d；②普鲁卡因青霉素 G，5 万 U/（kg·d），肌内注射，连续 10～14d。脑脊液正常者：苄星青霉素 G，5 万 U/kg，1 次注射（分两侧臀肌）。比如，无条件检查脑脊液者，可按脑脊液异常者治疗。

（2）晚期先天梅毒（2 岁以上）：①普鲁卡因青霉素 G，5 万 U/（kg·d），肌内注射，连续 10d 为 1 个疗程（对较大儿童的青霉素用量，不应超过成人同期患者的治疗量）；②8 岁以下儿童禁用四环素。对青霉素过敏者，可用红霉素治疗，7.5～12.5mg/（kg·d），分 4 次口服，连服 30d。

（四）随访与复治

1.早期梅毒

经充分治疗的患者，应随访 2～3 年。治疗后第 1 年内每 3 个月复查 1 次，包括临床与血清（非螺旋体抗原试验），以后每半年复查 1 次。随访期间严密观察其血清反应滴度下降与临床改变情况，如无复发即可终止观察。

早期梅毒治疗后，如有血清复发（血清反应由阴转阳，或滴度升高2个稀释度，如RPR或USR试验阴转后又超过1∶8者），或临床症状复发，除应即加倍剂量进行复治外，还应考虑是否需要做腰椎穿刺进行脑脊液检查，以观察中枢神经系统有无梅毒感染。比如，血清固定（不阴转）而无临床复发征象者，也应根据具体情况考虑检查脑脊液，以除外无症状性神经梅毒的可能性。

2.晚期梅毒与晚期潜伏梅毒

如患者治疗后血清固定，需随访3年以判断是否终止观察。

3.妊娠期梅毒

早期梅毒治疗后，在分娩前应每月检查1次梅毒血清反应，如3个月内血清反应滴度不下降2个稀释度，或上升2个稀释度，应予复治。分娩后按一般梅毒病例进行随访。

4.神经梅毒

治疗后3个月做1次临床、血清学及脑脊液检查，以后每6个月检查1次，直到脑脊液变化转为正常，此后每年复查1次，至少3年。

5.经过充分治疗的梅毒孕妇所生婴儿

出生时如血清反应呈阳性，应每月检查1次血清反应，连续8个月。比如，血清反应阴转，且未出现先天梅毒的临床表现，则可停止观察。

出生时如血清反应阴性，应于出生后1个月、2个月、3个月及6个月复查，至6个月时血清反应仍为阴性，且无先天梅毒的临床表现，可除外先天梅毒。

无论出生时血清反应呈阳性或阴性，在随访期间如血清反应滴度逐渐上升，或出现先天梅毒的临床表现，应立即予以治疗。未经充分治疗或未用青霉素治疗的梅毒孕妇所生婴儿，或无条件对婴儿进行临床及血清学随访者，应考虑对婴儿进行治疗。

（五）性伴侣的处理

1.在3个月之内凡接触过传染性梅毒的性伴侣应予检查、确诊及治疗。

2.早期梅毒在治疗期间禁止性生活。

第三章　妇科急腹症

第一节　卵巢囊肿蒂扭转

一、病因和发病机制

卵巢肿瘤往往有一长蒂，肿瘤与周围组织无粘连，约拳头大小，当肿瘤重心偏于一侧，瘤体因体位变换或体内压力突然增大时，易发生扭转。妊娠期肿瘤受增大子宫的推挤可发生扭转，多发生在妊娠前半期及产后。因中期妊娠时，卵巢肿瘤随着子宫体升入腹腔，较先前在盆腔内的活动余地大，故发生扭转。产后子宫缩小，腹壁松弛，卵巢肿瘤的活动余地大，更容易发生扭转。有的患者在发病前不知道自己盆腔内有肿物，无任何诱因突然发生下腹痛，有人是在晚间睡眠翻身时，突然疼痛，以为是阑尾炎，往往先到外科急诊。良性、恶性卵巢肿瘤均可发生扭转，以卵巢囊性畸胎瘤、黏液性或浆液性囊腺瘤等多见。

二、临床表现

（一）症状

突然一侧下腹疼痛，痛的程度随着扭转程度而不同。轻度扭转腹痛较轻，可随体位的转换而自然缓解。重度扭转往往在一圈以上，甚至可达三圈，此种情况腹痛较重。

（二）体征

1.耻区有压痛，无反跳痛，肌紧张不明显。

2.有时耻区可触到肿物，有时触不到。

3.妇科检查在盆腔一侧有肿物，扭转程度轻时，可分清肿物与子宫的界限；扭转程度重时，有明显压痛，但往往不易查清肿物与子宫的界限。肿物不活动时，多在子宫的侧后方。

4.扭转早期，末梢血白细胞轻度增高，偶有低热。比如，扭转时间长，且有瘤内出血时，往往继发感染，高热达39℃左右，采用多种抗生素治疗，但也不易退热。

三、诊断及鉴别诊断

（一）诊断

1.根据病史与体征可做出初步诊断。

2.B超检查盆腔有肿物。

（二）病情危重指标

1.一侧耻区突然剧烈疼痛，伴有恶心、呕吐。

2.血红蛋白下降，明显有内出血体征。

3.高热不退。

（三）鉴别诊断

1.急性阑尾炎

当右侧卵巢发生扭转时，往往易与急性阑尾炎相混淆。急性阑尾炎开始为全腹痛，以后局限于右下腹阑尾点，下腹压痛、反跳痛明显。但是妇科检查时盆腔触不到肿物。当阑尾发生脓肿时，往往盆腔的右上方触到境界不清的肿块，但此肿块位置较高，不在盆腔内，当不易鉴别时，可抗感染治疗2～3天，如果盆腔肿块越来越明显，则为卵巢肿瘤发生扭转。B超可帮助诊断。

2.输卵管妊娠破裂或流产

本病有闭经及早孕反应，腹部有压痛及反跳痛，盆腔可触到小包块，妊娠反应呈阳性。出血多时多有腹部移动性浊音及休克。而卵巢肿瘤发生扭转时则肿物较大，无移动性浊音，无休克，妊娠反应呈阳性。B超检查可帮助诊断。

3.急性盆腔炎

本病下腹有明显压痛和反跳痛；盆腔检查有明显压痛，但肿块不明显。发病初期有高热，血白细胞明显升高。卵巢肿瘤发生扭转在 B 超下可见肿块。

4.输尿管结石

本病突然发生侧腹剧烈疼痛，向膀胱区放射，常伴有血尿。在 B 超下可见到结石，而盆腔内则无肿物。

四、治疗

1.明确诊断后应立即手术切除肿物。

2.切除时先夹住扭转的蒂，然后切断，不要先缓解扭转的蒂，以防血栓游动到全身的血液循环。

3.手术时检查对侧卵巢有无小肿瘤，因有些肿瘤，如囊性畸胎瘤、浆液性乳头状囊腺瘤等常双侧发生。

4.切除的肿瘤在手术结束前，由台下医生切开检查有无恶性可疑，必要时送病理速冻切片检查。

第二节　卵巢肿瘤破裂

卵巢肿瘤破裂是卵巢肿瘤的并发症之一，良性和恶性卵巢肿瘤均可发生破裂，发生率约为3%。根据破裂的原因，可分为外伤性和自发性两种。外伤性破裂可发生于各种外部压力下，诱因有腹部受到外伤或挤压、妇科检查及穿刺、分娩、性交等；自发性破裂见于肿瘤生长过快，囊壁局部血液供应不足，囊液或肿瘤组织自囊壁薄弱处穿破，多由于恶性肿瘤浸润性生长引起。卵巢肿瘤破裂是妇科急症，需及时正确处理。常见的卵巢肿瘤破裂有卵巢滤泡囊肿、黄体囊肿、卵巢囊腺瘤、卵巢巧克力囊肿或卵巢癌破裂。

一、临床表现

（一）症状

1.腹痛

由肿瘤破裂、内容物刺激腹膜引发腹痛，是首发症状。腹痛呈急性，先发生于一侧耻区，可逐渐波及全腹，其程度与肿瘤破裂口的大小、内容物的性质和流入腹腔的量有关。比如，小囊肿或单纯性浆液性囊腺瘤破裂时，腹痛较轻或略感耻区不适；破口较大的腹痛明显、呈持续性，如成熟性畸胎瘤、卵巢巧克力囊肿的内容物对腹膜的刺激性大，常表现为剧烈腹痛，甚至造成休克。

2.恶心、呕吐

恶心、呕吐为肿瘤内容物破裂刺激腹膜引起，发生于腹痛之后。程度不一，可表现为轻度不适或明显的恶心、呕吐，与肿瘤性质、破口大小、流出物的量有关。

3.休克

休克为肿瘤内容物破裂刺激腹膜或腹腔内出血引起。多伴随剧烈的腹痛和恶心、呕吐。

4.阴道出血

伴有或不伴有阴道出血，量多少不定，如黄体囊肿破裂时可伴有少量阴道出血。

（二）体征

1.生命体征变化

伴腹腔内出血较多时引起血压下降、出现休克体征；伴感染时体温升高。

2.腹部体征

腹部有压痛、反跳痛、腹肌紧张。比如，出血刺激腹膜引起出血性腹膜炎时，则腹肌紧张不明显，而反跳痛较压痛明显。比如，为囊内容物流入腹腔引起的化学性腹膜刺激征，则压痛、反跳痛、腹肌紧张均明显。比如，有内出血或腹腔渗液，移动性浊音可为阳性。

3.专科检查体征

主要体征有一侧附件区可触及包块或增厚，压痛明显，伴宫颈举痛，原有肿物缩小、张力降低或不能扪及。有内出血或腹腔积液时，后穹窿饱满触痛呈阳性、子宫有漂浮感。因肿瘤的性质不同，又有各自特征性的体征。例如，卵巢恶性肿瘤者可有典型的特征，如在阴道后穹窿及盆腔内散在质硬结节、肿瘤多为双侧、伴腹水、子宫固定。卵巢巧克力囊肿者检查有子宫后倾固定、一侧或双侧附件区有粘连包块并有触痛、直肠子宫窝及骶韧带可触及痛性结节。

二、辅助检查

（一）B 超检查

可提示肿瘤性质（囊性或实性）、破口位置大小、有无内有无出血、腹腔积液、盆腔有无积液、子宫和对侧附件有无异常。可见肿块边缘不规整、有裂口、囊壁塌陷等超声征象；比如，肿瘤原先已确诊，破裂后 B 超可见，体积较原先缩小。

（二）腹腔镜检查

腹腔镜检查可初步明确肿瘤性质，了解破口大小、位置、有无活动性出血、腹腔有无积血和腹腔有无积液，可取腹腔积液做细胞检查、取肿瘤组织做冰冻病理检查，以进一步明确诊断。

（三）血液检查

血常规检查是了解有无感染、有无内出血引起的贫血。血 hCG、AFP 等肿瘤标志物测定，可辅助判断肿瘤性质。

（四）后穹窿穿刺

在怀疑有盆腔积液或积血时可做后穹窿穿刺，根据穿刺液的性质辅助诊断。比如，为咖啡色浑浊液，应考虑为卵巢巧克力囊肿破裂；如为油脂、黏液伴血液，多为畸胎瘤、囊腺瘤或恶性肿瘤。穿刺液可作显微镜检查，以了解有无恶性细胞。

（五）腹腔穿刺

在怀疑有腹腔积液或积血时，可通过腹腔穿刺来证实。

三、诊断步骤

（一）全面体检

卵巢肿瘤破裂可致内出血、休克，对于怀疑卵巢肿瘤破裂者立即进行全身系统检查，了解生命体征，有无休克、贫血、发热、胸腔积液、腹腔积液，有无胃肠道、乳腺等器官异常，对患者身体状况有全面了解。

（二）全面检查同时询问病史

既往有卵巢囊肿和肿瘤的患者，在内外诱因下突发急性腹痛等症状时诊断较为明确。对既往无卵巢肿瘤病史患者，需详细询问病史，了解腹痛发生诱因，腹痛性质、程度和持续时间，是否伴随症状如恶心、呕吐、休克、阴道出血、肛门坠胀感等。在临床工作中，充分利用病史所提供的信息；同时，结合不同的卵巢肿瘤在既往病史、家族史、生育史、与月经周期关系、腹痛的现状等方面的特征性表现，对肿瘤的性质做出及时、明确的判断。

（三）专科检查及穿刺检查

了解盆腔情况，对肿物位置、性质、与周围脏器的关系作出判断。对生命体征不稳定患者，如有盆腔积液或腹腔积液征时可进行穿刺，并根据穿出物辅助判断肿瘤性质。怀疑有恶性肿瘤时，应进行妇科三合诊检查。

（四）细胞学检查

对腹腔积液、腹腔冲洗液、胸腔积液可进行癌细胞检查，以指导临床诊断与治疗。

（五）B超检查

对诊断不明确、生命体征尚平稳的患者可通过B超检查进一步了解盆腔内情况；该检查还可提示肿瘤性质、有无卵巢肿物破裂征、双侧卵巢有无异常等。

（六）腹腔镜检查

对经过以上检查仍不能明确诊断者，通过腹腔镜检查可直接观察肿瘤状况、对可疑部位进行活检，同时抽吸盆腹腔液进行细胞学检查，可帮助确诊和术后监测病情变化。对适宜病例可进行腹腔镜下的手术处理，避免开腹手术给患者造成更大的损伤。情况危急和腹腔粘连明显的患者或估计操作困难不能达到手术目标的病例，均不适合做该项检查。

（七）肿瘤标志物

对于卵巢肿瘤破裂的患者，根据病情可于术前采血样进行有关肿瘤标志物的检查，以帮助诊断和监测病情变化。CA125 对卵巢上皮性癌患者有诊断和病情监测价值。AFP 对卵巢内胚窦瘤有特异性意义，对未成熟畸胎瘤和混合性无性细胞瘤诊断有一定价值。hCG 对原发性卵巢绒癌有诊断价值，CEA 在原发性黏液性卵巢癌和胃肠道卵巢转移癌中水平升高。对于分泌性激素的肿瘤，通过测定血雌激素、雄激素，可以帮助诊断和指导治疗。

在不影响患者抢救的前提下，进行积极对症处理；同时抓紧时间尽可能完善必要的辅助检查，以提高诊断的准确性，避免不必要的开腹手术，并完善术前准备。

四、鉴别诊断

根据病史、发病诱因、症状特点、与月经周期关系、体征及辅助检查，可与以下疾病进行鉴别诊断。

（一）急性阑尾炎

有不洁饮食史或慢性病史，有典型的转移性腹痛，即发病时腹痛位于腹上区或脐周，后逐渐局限于下腹部麦氏 McBurney 点，恶心、呕吐明显，有发热，腹膜刺激征明显，无内出血症状和体征。体检时压痛部位高于附件囊肿部位，腹痛不能自然缓解；辅助检查血常规白细胞计数升高，尤其中性粒细胞明显增高，血红蛋白无明显变化。B 超检查可辅助诊断。

（二）异位妊娠破裂或流产

月经规律者有停经史、妊娠反应、耻区剧烈疼痛、阴道出血，并伴有腹腔内出血，后穹窿穿刺可有不凝血。结合血、尿β-hCG 和 B 超可明确诊断。

（三）卵巢肿瘤发生扭转

既往有卵巢肿瘤病史及诱因的腹痛亦为突发性，但卵巢肿瘤扭转一般因体位变动而突然发生，逐渐加重，一般无内出血，妇科检查可触及明确的肿物及压痛最明显的蒂部，肿块较前增大。结合 B 超可明确诊断。肿瘤发生扭转后可因静脉充血破裂使囊内压力增高，最终发生破裂。

（四）子宫浆膜下肌瘤蒂扭转

可有急性腹痛、阴道出血、恶心、呕吐，与卵巢肿瘤破裂有相似之处，但该肌瘤与子宫相连，在肌瘤与子宫相连的蒂部有明确的压痛，双侧附件正常，无腹腔积液，可有月经的变化。根据妇科检查、B 超，结合病史进行鉴别诊断。

（五）急性盆腔炎

急性腹痛伴有高热、阴道分泌物增多，伴有腹膜炎时出现消化系统症状（如恶心、呕吐、腹胀腹泻），有感染诱因，耻区腹膜刺激征更为明显；也可伴有阴道出血，量多少不定。妇科检查阴道有灼热感、分泌物多且有异味，宫颈举痛、子宫及双附件有广泛明显压痛，血白细胞计数升高明显且发生较早。比如，在形成输卵管卵巢脓肿时，在盆腔一侧或两侧可触及有压痛的肿块，常伴膀胱刺激症状和（或）直肠压迫症状。

（六）输尿管结石

在疼痛的同时向大阴唇、大腿部放射，疼痛可反复发作，也可自然缓解，无发热。在全身检查时肾区有叩痛，输尿管行程区有压痛，伴有血尿。尿潜血检查可为阳性，B 超下可见结石。

（七）转移性卵巢肿瘤破裂

原发肿瘤可来源于消化道、乳腺、生殖道、泌尿道等，并伴随相应症状，肿瘤多为双侧、中等大小、实性。发生破裂时，与原发性卵巢肿瘤破裂不易鉴别，需根据病史和全面体检、剖腹探查确诊。

五、治疗

原则为疑有肿瘤破裂应立即剖腹探查。

（一）手术

手术原则为切除病灶、术中应尽量吸尽囊液、彻底清洗盆腹腔。

黏液性囊腺瘤或肿瘤破裂时黏液溢出，可形成腹膜黏液瘤或种植癌，畸胎瘤囊内溢出物中的皮脂及角蛋白等可引起腹膜油脂肉芽肿，恶性肿瘤破裂易发生盆腹腔转移，形成包块、结节，卵巢内膜异位囊肿破裂也可引起种植癌。因此，在手术时，应注意彻底清洗盆腹腔、避免引起继发种植癌。

卵巢良性肿瘤破裂手术时，应尽可能保留卵巢功能。可疑的恶性或恶性肿瘤手术时，应取腹腔液进行细胞学检查寻找癌细胞；切除卵巢肿瘤做冰冻切片，探查腹腔，以判断期别。对可疑恶性肿瘤病例的腹膜可疑病灶、破口边缘可疑病灶、盆腔可疑病灶进行冰冻病理检查。恶性肿瘤的诊断明确后，应根据肿瘤类型、分期及患者年龄、有无生育要求等决定手术范围，术后配合化疗。对生命体征稳定，初步考虑为良性囊肿且估计手术范围较小的病例，可以通过腹腔镜进行手术，以减少手术创伤。所有手术切除的标本应进行常规病理检查。

（二）保守治疗

对特定病例可进行保守治疗。比如，滤泡囊肿破裂、黄体囊肿破裂时，当急性腹痛能自然缓解，生命体征平稳，腹腔内出血不多，则可以住院卧床观察，辅以抗感染治疗。但是，同时做好病情变化时随时手术的准备。

（三）术后处理

根据肿瘤性质、病情给予对症处理。比如，对炎症性疾病给予抗感染治疗，对交界性肿瘤伴腹膜浸润种植、恶性肿瘤进行术后化疗等综合治疗，对子宫内膜异位症进行药物治疗。

第三节　黄体破裂

卵巢成熟的卵泡或黄体由于某种原因引起泡壁破损、出血，严重者可发生急性腹痛或休克来到急诊科。已婚、未婚妇女均可以发生，以生育年龄妇女最多见。

一、病因和发病机制

成熟卵泡排卵后，其裂口不久并被凝血块堵塞，如无血块堵塞，且卵泡内的血管不闭锁，可出血到腹腔内，此种出血多发生在月经中期。成熟卵泡排卵后形成黄体，此时如已凝的血块脱落，也可发生出血，此种出血大多发生在月经前期。出血多少与卵巢充血程度、卵巢基质和血管是否硬化缺少收缩力，以及小动脉是否破裂有关。

卵泡破裂为多病因性，可有以下几种情况。

（1）卵巢发生扭转、子宫脱垂、盆腔炎等。

（2）卵巢直接或间接受到外力影响而发生破裂，如性交、腹内压增高（大便用力、恶心呕吐、举重物等）。

（3）卵巢功能变化，如过度的冷浴、热浴，长期应用雌激素或孕激素引起卵巢功能变化，或因卵巢酶系统的功能过度活跃，造成出血倾向或凝血障碍。

（4）血液变化，如贫血、营养不良，或其他情况引起的血小板损害及血液成分改变，导致出血。

卵巢破裂80%为黄体或黄体囊肿破裂，大多数在月经周期的最后一周，偶可有在月经第1～2天发病者。少数为滤泡破裂，常发生在成熟卵泡，因而发病一般在月经周期第10～18天。

二、临床表现

（一）症状

卵泡破裂与黄体破裂仅在时间上有差别，症状与体征相同。

1.无闭经史，滤泡破裂出血多发生在月经中期，黄体破裂出血多发生在月经前期，常伴有阴道流血。

2.起病急骤，下腹突然剧烈疼痛，先为一侧下腹痛，继之波及全腹坠痛。轻症者仅有突然发生的下腹疼痛，短时间后渐渐缓解，仅感轻度不适，腹部触痛明显，但双合诊盆腔触痛极明显。重症者则全腹痛明显。

3.出血少时，仅有肛门坠感，内出血多则伴有恶心、呕吐、头晕、眼前发黑、出冷汗，甚至晕厥、休克等。

（二）体征

1.轻症者下腹有轻度压痛，以破裂侧明显，破裂发生于右侧卵巢时，压痛点在阑尾压痛点下方，位置较低。重症者下腹压痛明显，有反跳痛，腹肌强直不如弥漫性腹膜炎明显。

2.出血多时，可有移动性浊音。

3.妇科检查有宫颈举痛，移动宫体疼痛，后穹窿饱满，患侧附件区触痛明显，有时可触到增大的卵巢。

三、诊断与鉴别诊断

（一）诊断

1.无闭经史。

2.在排卵期或月经前期发生剧烈腹痛。

3.有内出血现象。

4.正确诊断最主要的是仔细询问病史及与月经周期的关系。

5.B超及后穹窿穿刺可有助于诊断。

（二）病情危重指标

1.全腹剧痛，明显压痛和反跳痛。

2.腹痛伴有移动性浊音。

3.血压下降，出现休克体征。

（三）鉴别诊断

1.输卵管妊娠破裂或流产

有急性腹痛或少量阴道流血，腹部有压痛及移动性浊音，与滤泡或黄体破裂很相似。但前者有闭经史及早孕反应。少数早期宫外孕往往无闭经，此时做妊娠检测有助于鉴别。

2.急性阑尾炎

卵巢滤泡或黄体破裂发生于右侧多见，极易误诊为急性阑尾炎。急性阑尾炎起病常为上腹痛或满腹痛，逐渐局限于阑尾点，恶心、呕吐、压痛、反跳痛及腹肌紧张等症状均较明显，而双合诊时的宫颈举痛及子宫移动痛轻微，且无内出血症状及体征，而卵泡破裂则与其相反。

四、治疗

1.轻型者可卧床休息，使用止血药，严密观察，症状慢慢缓解，则不需要手术。

2.重型者往往是内出血多，伴有休克症状，应立即手术。

3.手术时可见卵巢破裂口有血液流出，手术应设法保留卵巢功能，用细线连锁缝合破口，或剜除出血部分，将边缘连锁缝合。切除组织送病理检查以除外卵巢妊娠。

若有腹腔镜，可以镜下抽吸腹腔内积血，破口用激光或电凝止血。

第四章 妊娠合并症

第一节 妊娠合并糖尿病

一、妊娠期糖代谢特点

正常妊娠时，胎儿生长发育所需营养物质主要为氨基酸和葡萄糖，氨基酸是否通过胎盘取决于母儿氨基酸浓度梯度，而葡萄糖可自由通过胎盘，因此，胎儿所需的主要能源来源于葡萄糖。胰岛素及胰高血糖素不能通过胎盘，胎儿对葡萄糖的利用主要依靠胎儿自身产生的胰岛素水平。

妊娠期间，正常孕妇血浆葡萄糖随妊娠进展而降低，空腹血糖较非妊娠时下降约10%，且妊娠中、晚期空腹血糖明显低于妊娠早期。妊娠期空腹血糖下降的原因有：①胎盘产生的雌、孕激素刺激胰腺 B 细胞增殖和分泌，致使血浆胰岛素明显增加，从而增加母体对葡萄糖的利用；②孕妇除本身的代谢需要外，还需供应胎儿生长发育所需要的能量；③妊娠期肾血流量及肾小球滤过率均增加，但肾小球对糖的再吸收不能相应增加，导致部分孕妇尿糖排出量增高。因此，孕妇长时间空腹易发生低血糖及酮症酸中毒。

二、妊娠期糖尿病发病机制

妊娠中晚期，孕妇体内的抗胰岛素样物质，如雌激素、孕激素、胎盘生乳素、皮质醇、肿瘤坏死因子（TNF-α）和胎盘胰岛素酶等增加，使胰岛素靶组织对胰岛素的敏感性和反应性降低，肌肉和脂肪组织摄取葡萄糖量减少，肝脏分解糖原和糖异生作用受限，导致糖负荷后高血糖和高脂血症。为了维持正常的糖代谢水平，胰岛素需求量就必须相应增加，对于胰岛素分泌受限的孕妇，或胰岛素增加但不足以弥补因敏感性下降而需增多的需要量，则可发生糖耐量异常、妊娠糖尿病（GDM），或使原有的糖尿病病情加重。

孕期在 24～28 周胎盘激素迅速增加，孕期在到 32～34 周达最高峰，这两个时期的抗胰岛素作用分别变得明显和最明显，是孕妇筛查妊娠期糖尿病的最佳时机。

三、妊娠对糖尿病的影响

妊娠可以看成糖尿病的一个致病因素，可使隐性糖尿病显性化、使既往无糖尿病的孕妇发生妊娠糖尿病、使原有糖尿病病情加重。在妊娠期孕妇的肠道吸收脂肪能力增强，尤其自妊娠中期时脂肪储存量增加而利用减少，三酰甘油、胆固醇、高密度脂蛋白、低密度脂蛋白均有上升趋势。胎盘分泌的生乳素主要有抵抗胰岛素，促进脂肪分解和酮体形成作用，当体内胰岛素相对不足，或者饥饿、疲劳、感染、手术等刺激时，均可促使机体脂解作用增强，导致血中游离脂肪酸和酮体生成增加，发生酮症或酮症酸中毒。

孕早期空腹血糖较低，与非孕期相比，孕早期胰岛素用量减少和增加者各占 1/3，提示孕早期糖尿病孕妇的处理必须个体化。随着妊娠进展，机体胰岛素抵抗作用增强，胰岛素用量需要不断增加，否则血糖会升高。在分娩过程中，体力消耗较大，同时进食量少，若不及时减少胰岛素用量容易发生低血糖。产后随着胎盘排出体外，胎盘所分泌的抗胰岛素物质迅速消失，胰岛素用量应立即减少，否则易出现低血糖休克。由于妊娠期糖代谢的复杂变化，应用胰岛素治疗的孕妇，若不能及时调整胰岛素用量，部分患者会出现血糖过低或过高，严重者甚至会导致低血糖昏迷及酮症酸中毒。

四、糖尿病对妊娠的影响

（一）对孕妇的影响

1.自然流产

高血糖可使胚胎发育异常甚至死亡，流产发生率达 15%～30%，糖尿病妇女应在血糖控制正常后再考虑妊娠。由于妊娠糖尿病孕妇血糖升高主要发生在妊娠中、晚期，所以，在妊娠糖尿病时自然流产发生率无明显增多，但死胎发生率可升高。

2.妊娠期高血压疾病

发生率为正常妇女的3～5倍，约为20%，主要见于糖尿病病程长、伴微血管病变者。糖尿病并发肾病时，妊娠期高血压疾病发生率高达50%以上。妊娠糖尿病者孕期血糖控制不满意时，妊娠高血压疾病发生率也增加，可达14.3%。糖尿病孕妇一旦并发妊娠期高血压疾病，病情较难控制，对母儿极为不利。

3.感染

糖尿病孕妇抵抗力下降，易合并感染，常由细菌或真菌引起，以泌尿系感染和外阴阴道假丝酵母菌病较为常见。

4.羊水过多

发生率在13%～36%，可能与胎儿高血糖、高渗性利尿所致胎尿排出增多有关。孕期严格控制血糖，羊水过多发生率可减少。

5.产后出血

因巨大儿发生率明显增高，产程长、难产、产道损伤、手术产的机会增加，使产后出血发生率增加。

6.糖尿病酮症酸中毒

由于妊娠期代谢变化复杂，高血糖及胰岛素相对或绝对缺乏，导致体内血糖不能被利用，体内脂肪分解增加，酮体产生急剧增加。孕早期恶心、呕吐、进食少、血糖下降，胰岛素用量没有及时减量，可引起饥饿性酮症。糖尿病酮症酸中毒对母儿危害较大，孕妇因脱水导致低血容量及电解质紊乱，严重时诱导昏迷甚至死亡，是糖尿病孕妇死亡的主要原因。酮症酸中毒发生在孕早期具有致畸作用，发生在妊娠中、晚期易导致胎儿窘迫、水电解质紊乱及胎死宫内，另外可危害胎儿神经系统发育。

（二）对胎儿的影响

1.巨大胎儿

巨大胎儿发生率达 25%～42%，其原因为孕妇孕期血糖高，通过胎盘进入胎儿体内，而胰岛素不能通过胎盘，使胎儿长期处于高血糖状态，刺激胎儿胰岛β细胞增生，产生大量胰岛素，活化氨基酸转移系统，促进蛋白质、脂肪合成和抑制脂解，进而促进胎儿在宫内增长。糖尿病孕妇巨大胎儿的特点：面色潮红，肥胖，体内脏器（除脑外），如肝脏、胰腺、心脏和肾上腺等均大，皮下脂肪沉积增加，肩难产机会增多，容易致新生儿产伤。

2.胎儿生长受限

胎儿生长受限发生率达 21%，常见于严重糖尿病伴有血管病变时，如肾脏、视网膜血管病变。妊娠早期高血糖具有抑制胚胎发育作用，糖尿病合并血管病变者，胎盘血管也常伴有异常，如血管腔狭窄，胎儿血供减少，影响发育。

3.早产

早产发生率达 10%～25%，早产的原因有羊水过多、妊娠期高血压疾病、胎儿窘迫以及其他严重并发症的出现，常需提前终止妊娠。

4.胎儿畸形

胎儿畸形发生率达 6%～8%。胎儿畸形的发生率与孕早期孕妇血糖升高有关，血糖过高、糖化血红蛋白大于 8.5%或妊娠糖尿病伴空腹血糖增高者，胎儿畸形发生率增加。胎儿畸形常为多发，其中心血管及神经系统畸形最常见。

（三）对新生儿的影响

1.新生儿呼吸窘迫综合征（NRDS）

高血糖刺激胎儿胰岛素分泌增加，导致高胰岛素血症，拮抗糖皮质激素促进肺泡Ⅱ型细胞表面活性物质合成及释放作用，导致胎儿肺发育成熟延迟。

2.新生儿低血糖

新生儿在脱离母体高血糖环境后，高胰岛素血症仍存在，若不及时补充糖，易发生低血糖，多发生在产后 12h 内，严重低血糖可危及新生儿的生命。

另外，由于慢性缺氧可导致新生儿红细胞增多症、新生儿高胆红素血症、新生儿肥厚型心肌病等。

五、诊断

原有糖尿病患者，多于妊娠前已确诊；有糖尿病典型症状者，孕期容易确诊。但是，妊娠糖尿病孕妇常无明显症状，空腹血糖可能正常，容易造成漏诊，延误诊治，造成不良后果。所以，应重视妊娠糖尿病的筛查和诊断。

（一）病史及临床表现

凡有糖尿病家族史、孕早期空腹尿糖呈阳性或孕期尿糖多次检测为阳性，年龄大于 30 岁、孕妇体重超过 90kg 或 BMI 大于 26kg/m² 、复杂性外阴阴道假丝酵母菌病史、孕前患者有多囊卵巢综合征（PCOS）、巨大儿分娩史、无明原因反复自然流产史、死胎死产史及足月新生儿呼吸窘迫综合征分娩史、胎儿畸形史、本次妊娠胎儿偏大或羊水过多者，为妊娠糖尿病的高危因素。

（二）实验室检查

1.血糖测定

两次或两次以上空腹血糖大于 6.1 mmol/L 者，可诊断为糖尿病。

目前主张对有糖尿病高危因素者行糖筛查试验（GCT），通常于妊娠 24～28 周进行。具体方法为葡萄糖粉 50g 溶于 200mL 水中，5min 内服完，其后 1h 测血糖，血糖值不低于 7.8mmol/L 者为糖筛查异常；不低于 11.2mmol/L 者，妊娠糖尿病的可能性极大。糖筛查试验异常者应测定空腹血糖。若空腹血糖正常，要再进一步进行口服葡萄糖耐量试验（OGTT）。

2.口服葡萄糖耐量试验

口服葡萄糖耐量试验前 3d 正常饮食，试验前空腹 12h，口服葡萄糖 75g，诊断标准：空腹 5.6mmol/L、1h 10.3mmol/L、2h 8.6mmol/L、3h 6.7mmol/L。其中 2 项或 2 项

以上达到或超过正常值，可诊断为妊娠糖尿病。仅 1 项高于正常值，为糖耐量异常或糖耐量减低（GIGT）。

（三）妊娠合并糖尿病的分期

通常采用 white 分类法，以判断病情严重程度和预后。

A 级：妊娠期出现或发现的糖尿病。

B 级：显性糖尿病，发病年龄在 20 岁以上，病程不足 10 年，无血管病变。

C 级：发病年龄在 10～19 岁，或病程达 10～19 年，无血管病变。

D 级：在 10 岁以前发病，或病程不低于 20 年，或者眼底合并单纯性视网膜病。

F 级：糖尿病性肾病。

R 级：眼底有增生性视网膜病变或玻璃体积血。

H 级：冠状动脉粥样硬化性心脏病。

六、处理

（一）糖尿病患者可否妊娠的指征

糖尿病妇女于妊娠前应确定糖尿病的严重程度。D、F、R、H 级糖尿病患者不宜妊娠，已妊娠者应尽早终止妊娠。器质性病变较轻、血糖控制良好者，可在密切监护下妊娠，但应积极治疗，确保受孕前、妊娠期及分娩期血糖在正常范围。

（二）糖代谢异常孕妇疾病的处理

1.饮食疗法

糖尿病患者于妊娠期控制饮食十分重要。部分妊娠期糖尿病患者仅靠饮食控制即可维持血糖在正常范围，但要保证母亲和胎儿健康饮食必需的营养、维持血糖正常水平、预防酮症中毒、保持正常的体重增加。孕早期糖尿病孕妇需要热卡与孕前相同。孕中期以后每周增加热量 3%～8%，其中碳水化合物占 40%～50%，蛋白质占 20%～30%，脂肪占 30%～40%，控制餐后 1h 血糖值在 8mmol/L 以下，此外每日补充钙剂 1～1.2g，叶酸 5mg，铁剂 15mg。提倡少量多餐，每日分 5～6 餐。由于清晨体内产生拮抗胰岛素的激素浓度最高，糖尿病孕妇早餐后血糖最难控制，所以，早餐量不宜过多，占全日总热量的 10%，午餐和晚餐各占全日总热量的 30%，其他为上、下午及睡前加餐；注意多摄入富含维生素和纤维素的食物。

2.运动疗法

糖尿病孕妇应进行适当运动，既能增强机体对胰岛素的敏感性，同时促进葡萄糖的利用，尤其较肥胖的孕妇。选择有节奏的运动，如散步等，不能做剧烈运动，运动量不宜太大，一般使心率在每分钟 120 次以内，运动持续时间不宜太长，一般在 20～30min。先兆早产或合并其他严重并发症者不适于运动疗法。

3.药物治疗

饮食疗法不能控制的糖尿病患者应首选胰岛素治疗，因磺胺类及双胍类等降糖药物均能通过胎盘，干扰胎儿代谢，有导致胎儿畸形或死亡的危险。

急需控制血糖、纠正代谢紊乱和酮症时用胰岛素皮下注射，30min 后开始降血糖，作用持续 5～7h。病情稳定后可用低精蛋白胰岛素和精蛋白锌胰岛素（通用名低精蛋白胰岛素）皮下注射，1.5～2h 后开始降血糖，作用持续 12～18h。胰岛素用量一般从小剂量开始，根据病情、孕周、血糖值逐渐进行调整，控制血糖在正常水平。

孕早期胰岛素有时需减量，随孕周增加胰岛素用量应不断增加，孕期在 32～33 周是胰岛素用量高峰时期，可比非孕期增加 50%～100%。胎盘排出后，体内抗胰岛素物质骤然减少，胰岛素所需量明显下降，通常应减少至分娩前的 1/3～1/2，并根据产后空腹血糖调整胰岛素用量。多数产妇于产后 1～2 周胰岛素用量逐渐恢复至孕前水平。

4.妊娠糖尿病酮症酸中毒的处理

一旦尿酮体呈阳性应急查血糖、电解质、血 pH 及二氧化碳结合力，以除外饥饿性酮症。治疗原则如下。

（1）小剂量胰岛素 0.1U/（kg·h）静脉滴注，每 1～2h 监测血糖 1 次。血糖大于 13.9 mmol/L 应将胰岛素加入生理盐水静脉滴注，血糖小于 13.9 mmol/L，将胰岛素加入 5%葡萄糖盐水中静脉滴注。酮体转阴后，可改为皮下注射胰岛素调整血糖。

（2）积极纠正电解质紊乱。

（3）注意补液，纠正低血容量。

（三）糖尿病合并妊娠的产科处理

1.围生期监护

整个妊娠期均应加强对胎儿和孕妇的监护。妊娠早期应密切监测血糖变化，每周检查 1 次至妊娠第 10 周。妊娠中期应每 2 周检查 1 次，一般妊娠在 20 周时胰岛素需用量开始增加，需及时调整。20 周需 B 型超声检查了解胎儿发育情况，除外先天性畸形。妊娠晚期应每 3～4 周复查 B 型超声检查，监测胎儿发育情况，及时发现羊水过多。每月测肾功及糖化血红蛋白含量，同时进行眼底检查。妊娠在 32 周以后应每周检查 1 次，注意血糖、血压、水肿、蛋白尿情况，注意胎儿发育、胎儿成熟度、胎儿-胎盘功能等监测。必要时提前住院治疗，需提前终止妊娠者应评估胎儿肺成熟度。

2.适时终止妊娠

原则应在加强母儿监护、控制血糖的同时，尽量足月分娩。若血糖控制良好，无孕期合并症，胎儿在宫内发育状况良好，应在近预产期（38～39 周）终止妊娠。若血糖控制不满意，伴有血管病变，合并重度子痫前期，严重感染，胎儿发育受限，胎儿窘迫，孕 38 周前均应抽取羊水，了解胎肺成熟情况并注入地塞米松促进胎儿肺成熟，胎肺成熟后应立即终止妊娠。糖尿病孕妇经静脉应用地塞米松促胎肺成熟可使血糖明显升高，应注意调整胰岛素用量。

3.确定分娩方式

妊娠合并糖尿病本身不是剖宫产指征，如有巨大儿、胎盘功能减退、胎位异常或其他产科指征，应行剖宫产终止妊娠。糖尿病合并血管病变时，多需提前终止妊娠，剖宫产分娩。

若糖尿病较轻，用药后控制好，情况稳定，胎盘功能良好，胎儿不过大，无其他产科指征，可选择经阴道分娩。在阴道分娩过程中应监测血糖、尿糖、尿酮体等情况，使血糖不低于 5.6mmol/L，防止低血糖发生。也可按每 4g 糖加 1U 胰岛素比例给予补液。注意密切监测宫缩、胎心变化、产程进展，避免产程延长。产程大于 16h 易发生酮症酸中毒，因此，决定阴道分娩者应在 12h 内结束分娩。

4.新生儿处理

糖尿病孕妇的新生儿娩出时要有儿科医生在场，无论体重大小均按高危儿处理。新生儿出生时留脐血检测血糖，生后 30min 复查血糖，12h 内每 2～4h 查 1 次血糖。新生儿出生后半小时，喂 10%葡萄糖 5～10mL/（kg·h），同时早开奶，注意防止低血糖、低血钙、高胆红素血症及呼吸窘迫综合征的发生，多数新生儿在出生后 6h 内血糖恢复正常。足月新生儿血糖小于 2.22mmol/L，可诊断为新生儿低血糖。若不能口饲或口服葡萄糖，低血糖不能纠正，可静脉滴注 10%葡萄糖 3～5mL/（kg·h），注意缓慢渐停。症状性低血糖者应用 25%葡萄糖 3～4mL/kg 静脉推注（1mL/min），然后维持 10%葡萄糖静脉滴注，注意监测血糖变化。

5.产后处理

孕妇分娩后 24h 内胰岛素用量应减至原用量的一半，48h 减到原用量的 1/3，部分患者可不再需要胰岛素。妊娠糖尿病患者孕期空腹血糖明显异常者，产后应尽早复查空腹血糖（FPG），如果仍异常，应诊断为糖尿病合并妊娠；空腹血糖正常的妊娠糖尿病患者，应于产后 6～12 周行口服葡萄糖耐量试验检查，口服葡萄糖耐量试验异常者，可能为孕前漏诊的糖尿病患者，正常者亦应至少 2～3 年检查 1 次血糖。若再次妊娠，50%～70%的患者可再次发生妊娠糖尿病。

七、预防与健康教育

1.凡具有糖尿病高危因素的妇女，妊娠前应明确诊断，并给予积极治疗。

2.D、F、R、H 级糖尿病患者不宜妊娠，已妊娠者应尽早终止妊娠。

3.器质性病变较轻、血糖控制良好者，可在密切监护下妊娠，但应积极治疗，确保受孕前、妊娠期及分娩期血糖在正常范围。

4.妊娠合并糖尿病患者应有内分泌科医生和产科医生协助处理。

5.妊娠糖尿病多发生在妊娠晚期，大多数患者无任何症状和体征，空腹血糖正常，且未经控制的妊娠糖尿病的危害是巨大的，重视妊娠糖尿病的早期诊断、及时合理控制。

6.妊娠期糖代谢特点导致孕期血糖管理更为复杂,对糖尿病患者孕期不断进行血糖动态监测，及时调整胰岛素用量，维护血糖正常，可有效改善母儿预后。

第二节　妊娠合并贫血

在妊娠过程中，由于患者红细胞容积和血浆容积的不平衡增长，血浆容积的增加要大于红细胞容积的增加，从而造成稀释性贫血，这种贫血是一种生理性贫血，其血红蛋白浓度很少且小于100g/L。妊娠期这种高血容量、低黏度的稀释性贫血和红细胞容积绝对值的增加有助于增加胎盘灌注和氧输入。

如果血红蛋白小于100g/L，往往意味着可能存在病理性贫血，而病理性贫血中以缺铁性贫血最为常见，其次为叶酸缺乏性贫血，其他如再生障碍性贫血等较少见。

一、缺铁性贫血

由于在妊娠过程中，胎儿生长发育需要大量的营养成分，包括铁，如果孕妇不注意饮食中铁的补给，则很容易造成体内铁的缺乏。缺铁性贫血是最常见的妊娠并发症，也是妊娠中最常见的贫血原因。

妊娠期母体的骨髓与胎儿组织两者竞争摄取母体血清中的铁，一般总是胎儿组织占优势，而且铁通过胎盘的转运是单向性的，因此，不论母体是否缺铁，胎儿总是按其需要量摄取铁，即使在母体极度缺铁时，也不可能逆转运输，故胎儿缺铁的程度不会太严重。但如果母体过度缺铁，影响骨髓的造血功能，造成重度贫血。因胎盘供氧和营养不足可以导致胎儿发育迟缓、胎儿宫内窘迫、早产，甚至死胎。在孕妇重度贫血时常有心肌缺血，以致引起贫血性心脏病，甚至发生充血性心力衰竭。贫血也降低了机体的抵抗力，容易发生产褥感染。

缺铁性贫血的诊断依赖于血清铁、总铁结合力、转铁蛋白饱和度的检测。血涂片呈典型的小细胞低色素性贫血，血清铁<60μg/dL，总铁结合力>300μg/dL，转铁蛋白饱和度明显减低到10%～15%。血清铁降低是缺铁性贫血的早期重要表现。

孕期缺铁治疗的关键在于预防，目前建议：所有妊娠妇女在孕期18～20周都应该开始补充铁剂，剂量为铁剂30～60mg，从小剂量起，逐步增加铁剂剂量，与饮食同时服用铁剂可以减轻消化道反应，使患者可以坚持服用。比如，口服疗效差和对口服铁剂不能耐受或病情较重者，可用注射法补充铁剂。

对于重度贫血或已近预产期，且需手术者，可输血或浓缩红细胞，迅速纠正贫血，但需注意，此时孕妇心脏处于高输出量状态，心肌常有缺氧情况的发生，输血过多过快可引起充血性心力衰竭，故输血宜少量多次。

分娩方式的选择决定于产科指征。应注意预防产后出血，产后继续补充铁剂，纠正贫血，并服用抗生素预防感染。

二、叶酸缺乏性贫血

叶酸缺乏性贫血也称巨幼红细胞性贫血。妊娠合并叶酸缺乏性贫血并不少见，几乎均为叶酸或维生素B_{12}缺乏引起的DNA合成障碍所致的贫血。外周血呈大细胞性贫血。其发病率国外有报道为0.5%～2.6%，国内报道为0.7%。本病临床表现常比较严重，又称为妊娠恶性贫血，甚至可以并发血小板减少症和（或）白细胞减少症。

妊娠期叶酸缺乏性贫血主要发生在妊娠后期或产褥期。其主要原因在于妊娠后由于胎儿的因素使孕妇对叶酸的需求显著增加，而在饮食上不能相应地增加叶酸的摄入，如偏食、烹调不当、妊娠剧吐等。叶酸缺乏性贫血一般为轻、中度贫血，血红蛋白在60～90g/L。妊娠期叶酸缺乏容易造成胎儿神经管发育畸形、早产、胎盘早剥和低出生体重。

依据大细胞性贫血、造血细胞特别是红系细胞巨型变，以及红细胞内血清叶酸水平减低做出诊断。血清叶酸小于 3ng/mL，红细胞叶酸小于 100ng/mL，表示叶酸缺乏。尽管妊娠期维生素 B_{12} 缺乏很少见，但也需要与之区别。血清维生素 B_{12} 小于 90pg/mL 表示维生素 B_{12} 缺乏。

孕妇叶酸缺乏性贫血治疗重点在于预防。建议对所有的孕妇，尤其对于有叶酸缺乏高危因素（慢性疾病、慢性溶血性贫血、连续妊娠、青少年妊娠和多胎妊娠等）的患者，应该常规补充叶酸。对于出现了叶酸缺乏性贫血的患者，建议每天口服叶酸 10～30mg，直至分娩后 2 周。对重度贫血者，可少量多次输入浓缩红细胞或全血。

分娩方式的选择决定于产科指征，分娩时避免产程延长，预防产后出血，预防感染。

三、再生障碍性贫血

妊娠合并再生障碍性贫血（AA）在妊娠期是很少见的、非常险恶的并发症。再生障碍性贫血于 1888 年由 Ehrlich 首先报道，其特征为周围循环全血细胞减少，骨髓腔内的造血组织成分被脂肪组织所取代，造血功能降低。目前该病的病因还不明确，可能与某些物理、化学因素及病毒感染有关。再生障碍性贫血是一种严重的疾病，未经治疗的患者一年内的死亡率可达 80%，其中 90% 的死亡原因为出血或感染。对于未妊娠的再生障碍性贫血患者，在有适合的 HLA 配型骨髓供体的前提下，可以考虑进行骨髓移植，大约 75% 的患者可获得长期生存。但是，骨髓移植对妊娠妇女来讲是绝对禁忌证，因为进行移植之前，需用大剂量的免疫抑制剂和细胞毒性药物，对胎儿的生长不利。另外，其他再生障碍性贫血的病因治疗如雄激素等在妊娠期间显然是不合适的。因此，妊娠合并再生障碍性贫血的治疗尤为棘手。

妊娠合并再生障碍性贫血可以分为两种情况：一种是慢性原发性再生障碍性贫血合并妊娠；另一种是妊娠相关性再生障碍性贫血。

慢性原发性再生障碍性贫血合并妊娠并不十分少见，国内统计其占分娩总数的 0.009%。再生障碍性贫血患者本身有贫血，血白细胞和血小板低，营养状况差，有容易感染和出血等潜在危险。妊娠后由于血液稀释进一步加重了孕妇贫血和引起血白细胞与血小板的进一步下降,这样给孕妇和胎儿都带来严重的损害。孕妇容易发生妊娠高血压疾病,产时或产后容易出现感染和出血。胎儿方面由于严重贫血影响氧的输送,容易造成胎死宫内、发育不良、早产、胎儿宫内发育迟缓和低出生体重等。以往多认为这样的患者应该终止妊娠,但是目前普遍主张应根据就诊时的妊娠时间、患者和家属的态度、病情轻重来决定处理方法。比如,在早孕期,血红蛋白大于 40g/L,可以允许继续妊娠,而血红蛋白小于 40g/L 应该终止妊娠。

在治疗上主要是支持治疗。积极纠正贫血,少量多次输浓缩红细胞,使血红蛋白保持在 60g/L 以上。在接近临产时,血红蛋白应该维持在 80~100g/L,如果血小板低和有出血表现,可以输注单采血小板,同时应当给予抗生素预防感染,分娩方式主要根据产科适应证选择。

妊娠相关性再生障碍性贫血是一种在妊娠期发生的特殊类型再生障碍性贫血,临床表现与原发性再生障碍性贫血类似。起病在妊娠期,多数患者在终止妊娠后病情缓解,再次妊娠时病情可以反复,但是少数患者在终止妊娠后病变仍持续进展没有缓解。

在治疗上应早期终止妊娠,并采用支持治疗。为防止复发应该避孕。对于终止妊娠后病变不没有缓解的患者,治疗上应按照原发再生障碍性贫血处理。

四、珠蛋白合成障碍性贫血

珠蛋白合成障碍性贫血又称地中海贫血,其中的重型患者或早年死亡,或由于性腺发育不良,很少合并妊娠问题。轻、中型患者的只要在妊娠期血红蛋白可以保持在 80~100g/L,也可以正常妊娠和生产。

治疗关键是支持治疗,间断输血使得血红蛋白保持在 80~100g/L,补充足量的叶酸,及时处理感染并发症。

第三节　妊娠合并甲亢

妊娠合并甲状腺功能亢进症（简称甲亢）是一种较少见的妊娠并发症，国内报道其发生率为 0.2‰～1‰，国外报道为 0.5‰～2‰，85%～90%的妊娠期甲亢患者为 Graves 病。妊娠合并甲亢时孕妇及围生儿并发症高，如易并发子痫前期、甲亢性心脏病、甲亢危象、早产、胎儿生长受限、新生儿甲状腺功能异常、死胎及死产等。妊娠结局与孕期的治疗和监护密切相关。

妊娠合并甲亢，包括孕前接受药物治疗的甲亢患者及在妊娠期初次诊断的甲亢。

由于甲亢所表现的许多症状在正常妊娠时也常见到，如早孕期的妊娠剧吐和晚孕期的子痫前期，所以，孕期的诊断和处理可能会比较困难。孕期垂体激素和甲状腺激素水平的生理性变化可能会干扰甲状腺疾病的诊断，而在处理可疑或已确诊的妊娠期甲状腺疾病时也必须考虑到上述孕期生理性的变化。

一、正常妊娠期甲状腺相关激素的变化

孕妇在正常碘摄入的情况下，从妊娠早期开始要经历甲状腺相关激素变化，并逐渐达到机体新的平衡。

1.从妊娠前半期开始到妊娠结束

伴随激素水平的增加，甲状腺激素结合蛋白可较孕前增加 2～3 倍，可导致血液中游离的 T_3、T_4 水平相对降低 10%～15%，但这种变化可刺激下丘脑-垂体的分泌促甲状腺素释放激素（TSH）。

2.早孕期

孕妇体内绒毛膜促性腺激素（hCG）明显增高，可对下丘脑产生抑制，同时对甲状腺产生类似促甲状腺素释放激素的作用，在妊娠 8～14 周 hCG 高峰期，孕期血 TSH 呈下降状态。在早孕期诊断甲状腺功能亢进必须慎重，尤其在合并妊娠期剧吐或滋养叶细胞肿瘤时。妊娠剧吐患者中有 2/3 的患者甲状腺功能检查结果异常而没有甲状腺

疾病，30%有不能测出的 TSH，60%有 TSH 降低，59%呈现 FT$_4$水平升高。

3.胎盘对甲状腺激素的代谢

胎盘可将 T$_4$降解为 T$_3$。（表 4-1）列出了妊娠期甲状腺功能的正常值。

表 4-1　妊娠期甲状腺功能的正常值

检查	非孕期	早孕期	中孕期	晚孕期
游离 T$_4$（pmol/L）	11～23	10～24	9～19	7～17
游离 T$_3$（pmol/L）	4～9	4～8	4～7	3～5
TSH（mU/L）	<4	0～1.6	1～1.8	7～7.3

胎儿甲状腺在孕 5 周时开始形成，孕 10 周时开始有功能。但是，孕 12 周时才开始有独立功能，才能在胎儿血清中测出 T$_4$、T$_3$ 和 TSH 水平。T$_4$、T$_3$ 和 TSH 水平持续升高，妊娠到 35～37 周时达成人水平。此时的甲状腺还相对不成熟，与 T$_4$ 水平相比，TSH 水平相对较高，因而和母体相比，胎儿甲状腺有更高的浓集碘的能力。所以，应避免诊断性扫描，或用放射性物质如 [131]I、[99m]Tc，或用放射碘治疗，以避免放射对胎儿造成危害。

二、甲亢对孕妇、胎儿的影响

甲亢患者若不进行治疗，最严重的并发症为心力衰竭和甲状腺危象。甲状腺危象即使经过恰当处理，母体死亡率仍高达 25%。心力衰竭比甲状腺危象更常见，主要由 T$_4$ 对心肌的长期毒性作用引起，妊娠期疾病，如子痫前期、感染和贫血将会加重心力衰竭。

妊娠期甲亢会导致不良妊娠结局增加，包括流产、胎儿生长受限、早产、胎盘早剥、妊娠期高血压、子痫前期、感染和围生儿死亡率增加等。甲状腺功能正常的孕妇（甲亢控制良好者）低出生体重儿的相对危险（OR）增加，妊娠前半期甲亢未控制者为 2.36，而整个孕期甲亢未控制者为 9.24。甲亢未控制的足月孕妇子痫前期的 OR 为

4.74。甲亢未控制者胎死宫内率为 24%，而接受治疗者仅为 5%～7%，甲亢的治疗还使早产发生率从 53% 降低到 9%～11%。

孕妇自身疾病对胎儿的影响也包括抗甲状腺药物透过胎盘引起的胎儿甲状腺功能减退（简称甲减），以及孕妇 TSH 刺激胎儿甲状腺引起的胎儿甲亢。甲亢对胎儿的影响与孕妇疾病的严重程度并不相关，但伴有高水平甲状腺刺激免疫球蛋白（TSI）的孕妇其胎儿患甲亢的概率增加。患甲亢胎儿的表现包括生长受限、胎儿心动过速、水肿或胎儿甲状腺肿。由于胎儿伴有甲状腺肿时颈部处于过度伸展位置，因为会在分娩过程中造成困难，或出现呼吸道不通畅，因此，应尽量在分娩前行超声检查以明确胎儿的甲状腺肿大情况。胎儿甲状腺异常可进行宫内治疗，但只有检测胎儿血样才能明确诊断，而这种有创性操作只有在高度怀疑胎儿伴有严重异常时才可进行。

三、妊娠合并甲亢的诊断

多数妊娠合并甲亢者孕前就明确有甲亢病史，诊断已经明确，但也有一些孕妇处在甲亢的早期阶段，其症状与早孕反应相似，所以，不易鉴别。

妊娠早期轻度甲亢的症状往往不易与妊娠生理变化区分，有价值的症状有：①心动过速超过正常妊娠所致心率加速的范围；②睡眠时脉率加快；③甲状腺肿大；④眼球突出；⑤非肥胖的妇女正常或增加进食后，体重仍不增长。大多数早孕合并甲亢患者孕前就有甲亢症状，详细询问孕前病史可有助于诊断。

如果到孕中期恶心、呕吐的症状仍持续存在且没有减轻，则应检查甲状腺功能。重度甲亢或甲亢危象可能导致严重的高血压、充血性心力衰竭和精神心理状态的改变等，其症状类似重度子痫前期。因此，对于重度子痫前期患者，出现以下不典型症状时：孕周小、发热、腹泻或其他症状不能解释的心动过速等都应考虑有甲亢存在的可能。一旦明确诊断，需立即使用抗甲状腺药物治疗，以改善母儿结局。

甲状腺功能检查可协助明确诊断。在检查甲状腺功能的实验中，其诊断价值的高低依次为 $FT_3 > FT_4 > TT_3 > TT_4$。当患者症状很重，TSH 下降而 FT_4 正常时，要考虑 T_3

型甲亢的可能。

甲亢危象的诊断：甲亢孕妇出现高热39℃以上，脉率＞160次/min，脉压增大，焦虑、烦躁、大汗淋漓、恶心、厌食、呕吐、腹泻、脱水、休克、心律失常及心力衰竭、肺水肿等。

四、甲亢的治疗

1.孕前咨询

孕前患有甲亢者最好将病情控制后，怀孕前3个月保持甲状腺功能正常再妊娠。妊娠前可以用较高的初始剂量药物而不必考虑对胎儿的影响，若患者对药物敏感，必要时也可以手术治疗。行放射性碘治疗者在最后1次治疗4个月以上再怀孕。积极治疗甲亢能改善不良妊娠结局。孕前服药者应避免怀孕后随意停药。

2.妊娠期

正常妊娠可以出现FT_4正常，而TSH水平下降的现象，无须治疗。FT_4轻度升高并且临床症状不重，则可能是暂时的甲亢，可以每4~6周复查1次实验室检查。在此阶段，如过于积极地使用抗甲状腺药物治疗，可能导致妊娠后期甲减的发生。

一般情况下，FT_4水平如果增高2.5倍以上，则应考虑治疗。

甲亢的治疗主要在于阻断甲状腺激素的合成。丙硫氧嘧啶（PTU）和卡比马唑是治疗孕期甲状腺功能亢进的主要药物。丙硫氧嘧啶通过胎盘的量低于卡比马唑，因此，为孕期首选药物。但是，如果已经用卡比马唑控制病情稳定，则不需要换药。丙硫氧嘧啶的缺点是比卡比马唑服药频率高。由于PTU可以阻断甲状腺组织以外的T_4向T_3转换，所以，可以快速缓解症状。对于不能耐受PTU的患者可以考虑使用卡比马唑。曾有报道认为卡比马唑可能与新生儿皮肤发育不全有关，该病是一种少见的皮肤阙如症，其典型病灶一般在0.5~3cm，分布于顶骨头皮上的头发旋涡处。

妊娠期诊断的患者开始治疗时药物应用要积极，给予4~6周的大剂量药物，然后将药物剂量缓慢递减至初始剂量的25%。一般PTU初始剂量每8h 100mg，用药期间每

2 周检查 1 次 FT_4。由于 PTU 是通过抑制甲状腺激素的合成起效的，所以，只有在用药前储存的甲状腺激素耗尽时才显现明显的作用。用药后 TSH 受抑制的状态可以持续数周或数月，因而不能使用 TSH 作为疗效评价的指标。需要时，还可以加用几天阿替洛尔（25～50mg/d，口服）控制心悸症状。

在 PTU 用药后如果没有反应，则应加量，必要时最大剂量可以加到 600mg/d，如果应用大剂量后仍没有效果，应考虑可能是患者耐受，治疗失败。当 FT_4 水平开始下降时，应将剂量减半，并且每 2 周检测 1 次 FT_4 浓度。

治疗的目标是使 FT_4 水平稳定在正常范围的 1/3 之内。TSH 在 8 周时恢复正常。多数孕妇在妊娠晚期仅需要少量的 PTU。比如，甲亢复发，可以重新开始用药。用药剂量为停药时剂量的 2 倍。

妊娠期禁用放射性碘治疗，因为碘可以被胎儿甲状腺吸收并可以破坏处于发育阶段的胎儿甲状腺。妊娠期甲状腺手术治疗仅限于药物治疗效果不佳的极少数病例，因为这些患者会伴有较高的孕妇发病率和死亡率。

3.甲状腺危象的抢救措施

甲状腺危象是甲亢病情恶化的严重表现，一旦发生，应积极抢救，不能顾及治疗对胎儿的影响，治疗不及时可危及孕妇生命。

（1）PTU：服用剂量加倍以阻断甲状腺素的合成，一旦症状缓解要及时减量。

（2）给予 PTU 后 1h 开始口服饱和碘化钾，5 滴/次，每 6h1 次，每日 20～30 滴。碘化钠溶液 0.5～1.0g 加于 10%葡萄糖 500mL 静脉滴注。

（3）普萘洛尔 10～20mg，每日 3 次，口服，以控制心率。

（4）地塞米松 10～30mg 静脉滴注。

（5）对症治疗：包括高热时用物理降温及药物降温，纠正水、电解质紊乱及酸碱平衡，吸氧，补充营养及维生素，必要时人工冬眠。

（6）分娩前发病者，病情稳定 2～4h 结束分娩，以剖宫产为宜。术后给予大量抗生素预防感染。

4.治疗中的母、儿监测

除了甲状腺功能的测定外，还需要监测母儿在治疗或疾病发展过程中可能出现的并发症。PTU 可引起粒细胞缺乏症和肝功能异常，所以，在治疗前和治疗中应定期检查全血细胞计数和肝功能。对胎儿的监测包括常规超声检查胎儿的生长发育，以及孕晚期明确有无胎儿甲状腺肿。用新生儿出生时留的脐带血检查甲状腺功能。

五、产后处理

为排除甲状腺抗体被动转运给胎儿和抗甲状腺药物引起胎儿甲状腺功能减退，故新生儿出生后应密切监测甲状腺功能，检查脐带血和母乳喂养儿的甲状腺功能。甲亢作为一种常见的自身免疫病，可能在孕期首次发生，而在产后加重。在妊娠早期治疗过的患者中，其产后复发率高于 75%。产后的治疗同妊娠期基本相似。服用 PTU 并不影响哺乳，只有极少量药物会进入乳汁。产妇服用 PTU 则剂量的 0.07%能由乳汁分泌，而卡比马唑为 0.5%。因此，服用丙硫氧嘧啶（<50mg/d）和卡比马唑（<15mg/d）者进行母乳喂养被认为是安全的。

停止哺乳后，可以考虑碘放射治疗，但是可能需要依据治疗剂量将母亲和新生儿分开一段时间。

第四节　妊娠合并病毒性肝炎

一、发病特点

病毒性肝炎为多种病毒引起的以肝脏病变为主的传染性疾病，致病病毒包括甲型肝炎病毒、乙型肝炎病毒、丙型肝炎病毒、丁型肝炎病毒及戊型肝炎病毒 5 种。

甲型肝炎病毒（HAV）是一种微小的 RNA 病毒，分类属小 RNA 肠道病毒属 72型。甲肝经过消化道传播，一般不通过胎盘传给胎儿，故垂直传播的可能性极小。抗HAV-IgM 阳性即可诊断。

乙型肝炎病毒（HBV）又称为 Dane 颗粒。人体在感染 HBV 后血液中可出现一系列有关的血清学标志。e 抗原（HBeAg）是核心抗原的亚成分，其阳性提示体内病毒在复制，有传染性；持续阳性可发展为慢性肝炎。HBV 感染人体后可造成急性、慢性或无症状性携带者，少数可并发重症肝炎。乙型病毒性肝炎（简称"乙肝"）孕产妇的流产、早产、死胎、死产、新生儿窒息率及新生儿死亡率明显增高，此与妊娠晚期患急性黄疸型肝炎特别是重症甚或急性重型肝炎有关。急性重型肝炎的死亡率孕妇较非孕妇的高。妊娠期特别是妊娠后期尤易发生急性重型肝炎。有人认为妊娠期易于产生非特异性超敏反应，且孕期是处于非特异性超敏反应的准备状态，所以，在孕期发生重症肝炎或急性重型肝炎的概率显著增加。动物实验证明，孕兔在产前和产后的急性重型肝炎更加严重，所以，近年来主张在孕早期如 HBsAg 滴度高的同时 HBeAg 阳性者可行人工流产。在妊娠晚期由于肝脏血流量相对不足，而并发肝炎之后，肝脏血流量更相对降低，因而可使肝炎病情加剧甚至成为重症肝炎。

丙型肝炎病毒（HCV）为有包膜的单链 RNA 病毒。主要通过输血、血制品、母婴等途径传播。易转化为慢性肝炎。

丁型肝炎病毒（HDV）为一种有缺陷的嗜肝 RNA 病毒，必须依赖 HBV 的存在。传播途径与 HBV 基本相同。

戊型肝炎病毒（HEV）为正链单股的 RNA 病毒，HEV 主要传播途径是肠道感染。

二、诊断

（一）病史

与肝炎患者密切接触史，或有输血史等。

（二）临床表现

出现不能用妊娠反应或其他原因解释的消化道症状，如恶心、呕吐、腹胀和肝区疼痛及乏力等。

（三）实验室检查

1.血常规检查

急性期白细胞常常稍低或正常，淋巴细胞相对增多；慢性肝炎白细胞常常减少；急性重型肝炎白细胞和中性粒细胞百分比可以显著增加。

2.肝功能检查

主要是丙氨酸氨基转移酶、天门冬氨酸氨基转移酶等。

3.血清学检查

病毒学指标，如病毒的病原学和有关抗体。

（1）乙型肝炎表面抗原（HBsAg）：最常用的乙肝感染指标。在感染潜伏期，血清 ALT 升高之前 HBsAg 即可为阳性；当 HBsAg 为高滴度时，则 e 抗原（HBeAg）也同时为阳性。临床只以单项 HBsAg 作为感染指标是不够的，应与临床表现及其他指标结合判断。

（2）乙型肝炎表面抗体（抗-HBs）：为有保护性的抗体。急性乙肝病毒感染时，经过一段时间，出现抗-HBs 提示机体获得了免疫力。

（3）乙型肝炎 e 抗原（HBeAg）：是 HBcAg 的降解产物，急性感染时 HBeAg 的出现稍晚于 HBsAg。e 抗原的亚型 e1、e2 更反映了乙肝病毒复制的活性。

（4）乙型肝炎 e 抗体（抗-HBe）：一般当 HBeAg 在血中消失，而后出现抗-HBe，提示病毒复制减少，传染性降低，病情多渐趋稳定。

（5）核心抗体（抗-HBc）：在急性感染时，HBsAg 出现后 2～4 周，临床症状出现之前即可检出。所以，抗 HBC-IgM 多见于感染早期或慢性感染的活动期。

（6）乙型肝炎病毒 DNA（HBV-DNA）：HBV-DNA 阳性是乙型肝炎病毒复制的直接证据及传染性指标。HBV-DNA 与 HBeAg 和 DNA-多聚酶呈平衡关系。凡是 HBeAg 呈阳性的血中，86%～100%可检测到 HBV-DNA。

4.乙肝病毒胎内感染

（1）新生儿脐血清 HBsAg 阳性可为参考指标。

（2）新生儿脐血清 HBcAb-IgM 阳性即可确定宫内感染。

（3）如有条件，测脐血清乙肝病毒 DNA 阳性，更可确诊，但此项指标在国内尚不能推广应用。

（四）症状

以下症状有助于妊娠合并重症肝炎的诊断：①消化道症状严重，表现为食欲极度减退，频繁呕吐，腹胀，出现腹腔积液；②黄疸迅速加深，血清总胆红素值＞171μmol/L；③出现肝臭气味，肝呈进行性缩小，肝功能明显异常，胆酶分离，清蛋白/球蛋白比例倒置；④凝血功能障碍，全身有出血倾向；⑤迅速出现肝性脑病表现，烦躁不安、嗜睡、昏迷；⑥肝肾综合征出现，急性肾衰竭。

三、治疗

（一）轻症肝炎的处理

妊娠期处理原则与非孕期相同。应适当休息、避免过量活动。饮食以高营养、易消化的食物为主。避免服用可能损害肝的药物。

1.一般治疗

除应在肝炎急性期予以隔离和卧床休息外，并给予清淡及低脂肪饮食，每日应供给足够的热量，如消化道症状较剧烈，则应给予葡萄糖液静脉滴注。

2.保肝护肝药物的应用

每天需给大量维生素 C、维生素 K_1 及维生素 B_1、维生素 B_6、维生素 B_{12} 等。因维生素 C 为机体参与氧化还原过程的重要物质，有增加抗感染能力、促进肝细胞再生与改善肝功能的作用；维生素 K_1 可促进凝血酶原、纤维蛋白原和某些凝血因子（凝血因子VII、X）合成作用。一般采用维生素 C 3g、维生素 $K_1$40mg 加 5%或 10%葡萄糖液 500mL，静脉滴注，每日 1 次，同时给予能量合剂，如 25%葡萄糖液 250～500mL 加辅酶 A 100U 及维生素 C 3g，同时肌内注射维生素 E50mg，对防止肝细胞坏死有益。对 ALT 高者可用强力宁 80mL、门冬氨酸钾镁 20mL 加入葡萄糖液，静脉滴注。比如，有贫血或低蛋白血症者，可予适量输鲜血、人血清蛋白或血浆。

3.中草药治疗

以清热利湿为主，常用茵陈汤加减。方剂：茵陈 30g，山栀子 12～15g，生黄芪 15～20g，黄芩 12g，川黄连 6g，茯苓 15g，当归 12g，败酱草 12～15g，柴胡 9g，陈皮 9g，每日一剂，煎服，对退黄疸、改善肝功能和临床症状有益。

（二）重症肝炎的处理要点

1.保肝治疗

如胰高糖素-胰岛素联合治疗，能改善肝脏对氨基酸和氨的异常代谢，使肝血流量增加 24%，有防止肝细胞变性坏死，促进肝细胞再生等作用。常用的剂量为胰高糖素 1～2g/d，胰岛素 6～12U 加入 10%葡萄糖液 500mL 中静脉滴注，2～3 周为一个疗程。人血清蛋白注射液有促进肝细胞再生的作用，每周 2～3 次，每次 5g，溶于 10%葡萄糖液中滴注。新鲜血浆也有促进肝细胞再生的作用，同时，新鲜的血浆中含有凝血因子和免疫因子，对急性重型肝炎疗效尤其明显。国内研究认为血浆置换后 12h，患者的凝血功能恢复到正常的 50%。门冬氨酸钾镁注射液可促进肝细胞再生，可以降低高胆红素血症，能使黄疸消退，剂量为 40mL/d，溶于 10%葡萄糖液 500mL 缓慢滴注，本品含钾离子，在肝肾综合征伴有高钾的患者慎用。

2.预防及治疗肝性脑病

为控制血氨，要注意饮食和排便，要求低蛋白、低脂肪、高糖饮食，充足的维生素和纤维素，保持大便通畅；口服新霉素和甲硝唑等，抑制肠道大肠杆菌，减少肠道氨的形成和重吸收。复方氨基酸富含支链氨基酸，不含芳香氨基酸，可以用于治疗。肝性脑病者 6-氨基酸-520 每日 250mL，加入等量的 10%葡萄糖，每日 2 次，静脉滴注。神志清醒后每日 1 次，直至完全清醒。疗程一般为 5～7d，以后改用 14 氨基酸，每日 500mL 巩固疗效。

3.凝血功能障碍的防治

补充凝血因子，输新鲜血、凝血酶原复合物、纤维蛋白原、凝血酶III和维生素 K_1

等。

4.晚期重症肝炎并发肾衰竭的处理

按急性肾衰竭处理，严格限制入液量，一般每日入液量为500mL加前一日尿量。呋塞米60～80mg静脉注射，必要时2～4h重复1次，2～3次无效后停用。多巴胺20～80mg或654-2，40～60mg静脉滴注，扩张肾血管，改善肾血流。监测血钾浓度，防止高钾血症，必要时予以肾透析。

（三）产科处理

1.妊娠早期

急性肝炎经保肝治疗后好转者，可继续妊娠。慢性肝炎妊娠后加重，可能是肝炎急性发作，对母儿均有危害，应及时终止妊娠。

2.中、晚期妊娠

尽量避免终止妊娠，因分娩过程或药物对肝脏会有影响，加重肝损伤。需要加强胎儿监护，积极防治子痫前期。

3.分娩期

在分娩前数日肌内注射维生素K_1，每日20～40mg；分娩前备血，备新鲜血、凝血因子、血小板等。经阴道分娩者，可阴道助产，缩短第二产程。胎盘娩出后，加强宫缩，减少产后出血。肝炎病情严重恶化的，短时间内不能经阴道分娩者，可剖宫产终止妊娠。

4.产褥期

须继续随访肝功能，加强保肝治疗；产后使用广谱抗生素，预防产后出血。HBsAg/HBeAg和HBcAb均呈阳性者，乳汁中可检测到HBV-DNA，不宜母乳喂养。

5.阻断母婴传播

目前公认的阻断乙肝母婴传播的有效方法已经写入了我国《慢性乙型肝炎防治指南》，具体为：①出生后24h内接种乙型肝炎疫苗，然后间隔1个月及6个月注射第二针及第三针疫苗，其保护率为87.8%；②注射乙型肝炎免疫球蛋白：对HBsAg阳性母亲的新生儿，应在出生后24h内尽早注射乙型肝炎免疫球蛋白，最好在出生后12h内，剂量不小于100U，同时在不同部位接种乙型肝炎疫苗，可显著提高阻断母婴传播的效果。也可在出生后12h内先注射一针免疫球蛋白，1个月后再注射第二针，并同时在不同部位接种一针乙型肝炎疫苗。后者不如前者方便，但保护率高于前者。新生儿如果在出生后12h内注射了乙型肝炎免疫球蛋白和乙肝疫苗，可以接受母亲的哺乳。

第五章　异常分娩

第一节　产道异常

产道异常包括骨产道异常及软产道异常，临床上以骨产道异常多见，产道异常可使胎儿娩出时受阻。

一、骨产道异常

骨盆径线过短或形态异常，致使骨盆腔小于胎先露部可通过的限度，阻碍胎先露部下降，影响产程顺利进展，称为狭窄骨盆。狭窄骨盆可以为一个径线过短或多个径线同时过短，也可以为一个平面狭窄或多个平面同时狭窄。当一个径线狭窄时，要观察同一个平面其他径线的大小，再结合整个骨盆腔大小与形态进行综合分析，做出正确判断。

（一）狭窄骨盆的分类

1.骨盆入口平面狭窄

常见于扁平型骨盆，以骨盆入口平面前后径狭窄为主。骨盆入口平面狭窄的程度可分为 3 级：I级临界性狭窄，对角径 11.5cm（入口前后径 10cm），多数经阴道分娩；II级相对性狭窄，对角径 10.0～11.0cm（入口前后径 8.5～9.5cm），阴道分娩的难度明显增加；III级绝对性狭窄，对角径≤9.5cm（入口前后径<8.0cm），必须以剖宫产结束分娩。

扁平型骨盆常见有以下两种类型：

（1）单纯扁平骨盆：骨盆入口呈横扁圆形，骶岬向前下突出，使骨盆入口前后径缩短而横径正常。

（2）佝偻病性扁平骨盆：骨盆入口呈横的肾形，骶岬向前突，骨盆入口前后径短，骶骨变直向后翘，尾骨呈钩状突向骨盆出口平面。由于坐骨结节外翻，耻骨弓角度增大，骨盆出口横径变宽。

2.中骨盆平面狭窄

中骨盆平面狭窄较入口平面狭窄更常见，主要见于男性骨盆及类人猿型骨盆，以坐骨棘间径及中骨盆后矢状径狭窄为主。中骨盆平面狭窄的程度可分为3级：Ⅰ级为临界性狭窄，坐骨棘间径10cm，坐骨棘间径加中骨盆后矢状径13.5cm；Ⅱ级为相对性狭窄，坐骨棘间径8.5～9.5cm，坐骨棘间径加中骨盆后矢状径12.0～13.0cm；Ⅲ级为绝对性狭窄，坐骨棘间径≤8.0cm，坐骨棘间径加中骨盆后矢状径≤11.5cm。

3.骨盆出口平面狭窄

常与中骨盆平面狭窄相伴行，主要见于男性骨盆，以坐骨结节间径及骨盆出口后矢状径狭窄为主。骨盆出口狭窄的程度可分为3级：Ⅰ级为临界性狭窄，坐骨结节间径7.5cm，坐骨结节间径加出口后矢状径15.0cm；Ⅱ级为相对性狭窄，坐骨结节间径6.0～7.0cm，坐骨结节间径加出口后矢状径12.0～14.0cm；Ⅲ级为绝对性狭窄，坐骨结节间径≤5.5cm，坐骨结节间径加出口后矢状径≤11.0cm。

中骨盆平面和骨盆出口平面的狭窄常见，有以下两种类型：

（1）漏斗型骨盆：骨盆入口各径线值正常，两侧骨盆壁内收，状似漏斗得名。其特点是中骨盆平面及骨盆出口平面均明显狭窄，使坐骨棘间径和坐骨结节间径缩短，坐骨切迹宽度（骶棘韧带宽度）<2横指，耻骨弓角度<90°，坐骨结节间径加出口后矢状径<15.0cm，常见于男性骨盆。

（2）横径狭窄骨盆：与类人猿型骨盆类似。骨盆各平面横径均缩短，入口平面呈纵椭圆形。常因中骨盆平面及骨盆出口平面横径狭窄导致难产。

4.骨盆三个平面狭窄

骨盆外形属正常女性骨盆，但骨盆三个平面各径线均比正常值小2.0cm或更多，称为均小骨盆，多见于身材矮小、体形匀称的妇女。

5.畸形骨盆

指骨盆失去正常形态及对称性，包括跛行及脊柱侧突所致的偏斜骨盆和骨盆骨折所致的畸形骨盆。偏斜骨盆的特征是骨盆两侧的侧斜径（一侧髂后上棘与对侧髂前上棘间径）或侧直径（同侧髂后上棘与髂前上棘间径）之差＞1cm。骨盆骨折常见于尾骨骨折使尾骨尖前翘或骶尾关节融合使骨盆下口前后径缩短，导致骨盆下口狭窄而影响分娩。

（二）狭窄骨盆的临床表现

1.骨盆入口平面狭窄的临床表现

（1）胎头衔接受阻：一般情况下，初产妇在预产期前1～2周胎头已衔接，若骨盆上口狭窄时，即使已经临产胎头仍未入盆，初产妇腹部多呈尖腹，经产妇呈悬垂腹，经检查胎头跨耻征阳性。胎位异常如臀先露、面先露或肩先露的发生率是正常骨盆的3倍。偶有胎头尚未衔接，阴道口见到胎头产瘤的假象，误认为胎头位置较低，此时在耻骨联合，上方仍可触及胎头双顶径，多见于扁平骨盆且盆腔较浅时。

（2）若已临产，根据骨盆狭窄程度、产力强弱、胎儿大小及胎位情况的不同，临床表现也不尽相同。①骨盆临界性狭窄：若胎位、胎儿大小及产力正常，胎头常以矢状缝在骨盆入口横径衔接，多取后不均倾势，即后顶骨先入盆，后顶骨逐渐进入骶凹处，再使前顶骨入盆，则矢状缝位于骨盆入口横径上成头盆均倾势，可经阴道分娩。临床表现为潜伏期及活跃期早期延长，活跃期晚期产程进展顺利。若胎头迟迟不入盆，此时常出现胎膜早破及脐带脱垂，其发生率为正常骨盆的4～6倍。胎头又不能紧贴宫颈内口诱发反射性宫缩，常出现继发性宫缩乏力。潜伏期延长，宫颈扩张缓慢；②骨盆绝对性狭窄：即使产力、胎儿大小及胎位均正常，胎头仍不能入盆，常发生梗阻性难产。产妇出现腹痛拒按、排尿困难，甚至尿潴留等症状。检查可见产妇下腹压痛、耻骨联合分离、宫颈水肿，甚至出现病理缩复环、肉眼血尿等先兆子宫破裂征象，若未及时处理则可发生子宫破裂，如胎先露部嵌入骨盆入口时间较长，血液循环障碍，组织坏死，可形成泌尿生殖道瘘。在强大的宫缩压力下，胎头颅骨重叠，严重时可出现颅骨骨折及颅内出血。

2.中骨盆平面狭窄的临床表现

（1）胎头能正常衔接：潜伏期及活跃期早期进展顺利。当胎头下降达中骨盆时，由于内旋转受阻，胎头双顶径被阻于中骨盆狭窄部位之上，常出现持续性枕横位或枕后位。同时出现继发性宫缩乏力，活跃期晚期及第二产程延长，甚至第二产程停滞。

（2）胎头受阻于中骨盆：有一定可塑性的胎头开始变形，颅骨重叠，胎头受压，使软组织水肿，产瘤较大，严重时可发生颅内出血及胎儿宫内窘迫。若中骨盆狭窄程度严重，宫缩又较强，可能发生先兆子宫破裂及子宫破裂。强行阴道助产，可导致严重软产道裂伤及新生儿产伤。

3.骨盆出口平面狭窄的临床表现

骨盆出口平面狭窄与中骨盆平面狭窄常同时存在。若单纯骨盆出口平面狭窄者，第一产程进展顺利，胎头达盆底受阻，第二产程停滞，继发性宫缩乏力，胎头双顶径不能通过出口横径。强行阴道助产，可导致严重软产道裂伤及新生儿产伤。

（三）狭窄骨盆的诊断

在分娩过程中，骨盆是个不变因素。在估计分娩难易时，骨盆是首先考虑的一个重要因素。在妊娠期间应评估骨盆有无异常，有无头盆不称，及早做出诊断，以决定适当的分娩方式。

1.病史

询问产妇有无佝偻病、脊髓灰质炎、脊柱和髋关节结核，以及外伤史。若为经产妇，应了解既往有无难产史及新生儿有无产伤等。

2.全身检查

测量身高，孕妇身高＜145cm应警惕均小骨盆。观察孕妇体形，步态有无跛足，有无脊柱及髋关节畸形，米氏菱形窝是否对称等。

3.腹部检查

（1）一般检查：观察腹部形态，尖腹及悬垂腹者提示可能有骨盆入口平面狭窄。

腹尺测量子宫底高度及腹围，四步触诊法了解胎先露、胎方位及先露是否衔接。B 型超声检查胎先露部与骨盆关系，测量胎儿双顶径、腹径及股骨长，预测胎儿体重，判断能否通过骨产道。

（2）评估头盆关系：在正常情况下，部分初孕妇在预产期前 1～2 周，经产妇于临产后，胎头应入盆。若已临产，胎头仍未入盆的，则应充分估计头盆关系。检查头盆是否相称的具体方法如下：孕妇排空膀胱后仰卧，两腿伸直，检查者一手放在耻骨联合上方，另一手将胎头向骨盆腔方向推压。若胎头低于耻骨联合平面，称胎头跨耻征阴性，提示头盆相称；若胎头与耻骨联合在同一平面，称胎头跨耻征可疑阳性，提示可疑头盆不称；若胎头高于耻骨联合平面，称胎头跨耻征阳性，提示头盆不称（CPD）。对出现跨耻征阳性的孕妇，应让其取两腿屈曲半卧位，再次检查胎头跨耻征，若转为阴性，提示为骨盆倾斜度异常，而不是头盆不称。头盆不称提示可能有骨盆相对性或绝对性狭窄，但是不能单凭胎头跨耻征阳性轻易做出临床诊断，需要观察产程进展或试产后方可作出最终诊断。

4.评估骨盆大小

利用影像学技术如 X 线、CT 和 MRI 检查可精确测量骨盆腔的大小，但临床未广泛应用。现主要通过产科检查评估骨盆大小，检查内容包括：测量对角径、中骨盆前后径、出口前后径、出口后矢状径、坐骨结节间径及耻骨弓角度等；检查骶岬是否突出、坐骨切迹宽度、坐骨棘内突程度、骶凹弧度及骶尾关节活动度等。骨盆各平面径线＜正常值 2cm 或以上为均小骨盆。对角径＜11.5cm，骶岬突出为骨盆入口平面狭窄，属扁平骨盆。坐骨切迹宽度间接反映中骨盆后矢状径大小，中骨盆平面狭窄及骨盆出口平面狭窄往往同时存在，因此，通过测定坐骨结节间径、出口后矢状径、耻骨弓角度、坐骨棘内突程度及坐骨切迹宽度，间接判断中骨盆狭窄程度；坐骨结节间径＜8cm，坐骨结节间径与出口后矢状径之和＜15.0cm，耻骨弓角度＜90°，坐骨切迹宽度＜2横指时，为中骨盆平面和出口平面狭窄，属漏斗型骨盆。

5.胎位及产程监测

初产妇临产后胎头仍未衔接或呈臀先露、肩先露等异常胎先露；胎头内旋转受阻，呈持续性枕横位、枕后位等；产力和胎位正常而产程进展缓慢时，均提示狭窄骨盆的可能，应及时进行产科检查，明确狭窄骨盆的诊断。

（四）狭窄骨盆对母儿的影响

1.对产妇的影响

若为骨盆入口平面狭窄，影响胎先露部衔接，容易发生胎位异常；若为中骨盆平面狭窄，影响胎头内旋转，容易发生持续性枕横位或枕后位。由于胎头下降受阻，常引起继发性宫缩乏力，导致产程延长或停滞，使手术助产、产后出血，以及软产道裂伤增多。产道受压过久，可形成生殖道瘘；严重梗阻性难产若不及时处理，可导致先兆子宫破裂，甚至子宫破裂。因胎膜早破、手术助产增加，以及产程异常行阴道检查次数过多，产褥感染机会亦增加。

2.对胎儿及新生儿的影响

骨盆上口狭窄使胎头高浮，容易发生胎膜早破及脐带脱垂，导致胎儿窘迫，甚至胎儿死亡；产程延长，胎头受压，缺氧缺血容易发生颅内出血；产道狭窄，手术助产机会增多，易发生新生儿产伤及感染。

（五）狭窄骨盆分娩时处理

骨盆绝对性狭窄已很少见，临床多见的是骨盆相对性狭窄。在分娩时应明确狭窄骨盆的类型和程度，了解产力、胎方位、胎儿大小、胎心率、宫口扩张程度、胎先露下降程度、破膜与否，同时结合年龄、产次、既往分娩史进行综合分析、判断，决定分娩方式。

1.骨盆入口平面狭窄的处理

（1）绝对性骨盆入口狭窄：骨盆入口前后径≤8.0cm，对角径≤9.5cm，胎头跨耻征阳性者，足月活胎不能入盆，不能经阴道分娩，应行剖宫产术结束分娩。

（2）相对性骨盆入口狭窄：骨盆入口前后径在8.5～9.5cm时，对角径在10.0～

11.0cm 时，胎头跨耻征可疑阳性，足月胎儿体重<3000g，产力、胎位及胎心均正常时，应在严密监护下进行阴道试产，试产时间以 2～4 小时为宜。试产充分与否的判断，除参考宫缩强度外，应以宫口扩张程度为衡量标准。骨盆入口狭窄的试产应使宫口扩张至 3.0～4.0cm 以上。胎膜未破者可在宫口扩张多于 3.0cm 时行人工破膜。若破膜后宫缩较强，产程进展顺利，多数能经阴道分娩。试产过程中若出现宫缩乏力，可用缩宫素静脉滴注加强宫缩。试产 2～4 小时，胎头仍迟迟不能入盆，宫口扩张缓慢，或出现胎儿窘迫征象，应及时行剖宫产术结束分娩。

2.中骨盆平面狭窄的处理

中骨盆平面狭窄主要导致胎头俯屈及内旋转受阻，易发生持续性枕横位或枕后位。产妇多表现活跃期或第二产程延长及停滞、继发性宫缩乏力等。若宫口开全，胎头双顶径达坐骨棘水平或更低，可经阴道徒手旋转胎头为枕前位，待其自然分娩，或行产钳或胎头吸引术助产。若胎头双顶径未达坐骨棘水平，或出现胎儿窘迫征象，应行剖宫产术结束分娩。

3.骨盆出口平面狭窄的处理

骨盆出口平面狭窄不应进行阴道试产，临床上常用坐骨结节间径与出口后矢状径之和估计出口大小。若两者之和>15.0cm 时，多数可经阴道分娩，有时需行产钳或胎头吸引术助产，应做较大的会阴后一侧切开，以免会阴严重撕裂。若两者之和≤15.0cm，足月胎儿不易经阴道分娩，应行剖宫产术结束分娩。

4.骨盆三个平面狭窄的处理

若估计胎儿不大，产力、胎位及胎心均正常，头盆相称，可以阴道试产，通常可通过胎头变形和极度俯屈，以胎头最小径线通过骨盆腔，可经阴道分娩；若胎儿较大，头盆不称，胎儿不能通过产道，应及时行剖宫产术结束分娩。

5.畸形骨盆的处理

根据畸形骨盆种类、狭窄程度、胎儿大小、产力等情况具体分析。若畸形严重，明显头盆不称者，应及时行剖宫产术。

二、软产道异常

软产道包括阴道、宫颈、子宫及盆底软组织。软产道异常也可导致异常分娩，但相对少见。软产道异常可由先天发育异常及后天疾病引起。

（一）阴道异常

1.阴道横膈

多位于阴道上、中段，在横膈中央或稍偏一侧常有一小孔，易被误认为宫颈外口。若仔细检查，在小孔上方可触及逐渐开大的宫口边缘，而该小孔的直径并不变大。阴道横膈影响胎先露部下降，当横膈被撑薄，此时可在直视下自小孔处将横膈作 X 形切开。待分娩结束再切除剩余的隔，用可吸收线间断或连续锁边缝合残端。若横隔高且坚厚，阻碍胎先露部下降，则需行剖宫产术结束分娩。

2.阴道纵隔

阴道纵隔若伴有双子宫、双宫颈，位于一侧子宫内的胎儿下降，通过该侧阴道分娩时，则纵隔被推向对侧，分娩多无阻碍。当阴道纵隔发生于单宫颈时，有时纵隔位于胎先露部的前方，胎先露部继续下降，若纵隔薄可自行断裂，分娩无阻碍。若纵隔厚阻碍胎先露部下降时，须在纵隔中间剪断，待分娩结束后，再剪除剩余的隔，用可吸收线间断或连续锁边缝合残端。

3.阴道包块

包括阴道囊肿、阴道肿瘤和阴道尖锐湿疣。阴道壁囊肿较大时，阻碍胎先露部下降，此时可行囊肿穿刺抽出其内容物，待产后再选择时机进行处理。阴道内肿瘤阻碍胎先露部下降而又不能经阴道切除者，应行剖宫产术，原有病变待产后再行处理。阴道尖锐湿疣并不少见，面积较大或范围广的尖锐湿疣可阻塞产道，阴道分娩可能造成严重的阴道裂伤，以行剖宫产术为宜。

（二）宫颈异常

1.宫颈粘连和瘢痕

宫颈粘连和瘢痕可为损伤性刮宫、感染、手术和物理治疗所致。宫颈粘连和瘢痕易致宫颈性难产。轻度的宫颈膜状粘连可试行粘连分离、机械性扩展或宫颈放射状切开，严重的宫颈粘连和瘢痕应行剖宫产术。

2.宫颈坚韧

常见于高龄初产妇，宫颈成熟不良，缺乏弹性或精神过度紧张使宫颈挛缩，宫颈不易扩张。此时可静脉注射地西泮 10mg，也可于宫颈两侧各注入 0.5%利多卡因 5～10mL，若不见缓解，应行剖宫产术。

3.宫颈水肿

多见于扁平骨盆、持续性枕后位或滞产，宫口未开全时过早使用腹压，致使宫颈前唇长时间被压于胎头与耻骨联合之间，血液回流受阻引起水肿，影响宫颈扩张。轻者可抬高产妇臀部，减轻胎头对宫颈的压力，也可于宫颈两侧各注入 0.5%利多卡因 5～10mL 或地西泮 10mg 静脉注射，待宫口近开全，用手将水肿的宫颈前唇上推，使其逐渐越过胎头，即可经阴道分娩，若经上述处理无明显效果，可行剖宫产术。

4.子宫颈癌

癌肿质硬而脆，经阴道分娩易致宫颈裂伤、出血及癌肿扩散，应行剖宫产术，若为早期浸润癌，可先行剖宫产术，随即行子宫颈癌根治术。

（三）子宫异常

1.子宫畸形

包括中隔子宫、双子宫、双角子宫等，子宫畸形时难产发生概率明显增加；胎位和胎盘位置异常的发生率增加；易出现子宫收缩乏力、产程异常、宫颈扩张慢和子宫破裂。子宫畸形合并妊娠者，临产后应严密观察，适当放宽剖宫产手术指征。

2.瘢痕子宫

包括曾经行剖宫产术、穿过子宫内膜的肌瘤挖除术、输卵管间质部及宫角切除术、子宫成形术的孕妇，瘢痕子宫再孕分娩时子宫破裂的风险增加。近年来，由于初产妇剖宫产率升高，剖宫产后再孕分娩者增加，但并非所有曾行剖宫产的妇女再孕后均须剖宫产。剖宫产后阴道分娩（VBAC）应根据前次剖宫产术式、指征、术后有无感染、术后再孕间隔时间、既往剖宫产次数、有无紧急剖宫产的条件，以及本次妊娠胎儿大小、胎位、产力及产道情况等综合分析决定。若只有 1 次剖宫产史、切口为子宫下段横切口、术后再孕间隔时间超过两年且胎儿体重适中时，阴道试产成功率较高。若前次剖宫产为子宫体部纵切口或"T"形切口、术后有感染、剖宫产指征为骨盆狭窄、剖宫产次数≥2 次、巨大儿、本次妊娠有剖宫产指征如胎位异常、前置胎盘等，则不宜阴道分娩。阴道试产过程中发现子宫破裂征象，应紧急剖宫产同时修补子宫破口，必要时需切除子宫。

（四）盆腔肿瘤

1.子宫肌瘤

子宫肌瘤对分娩的影响主要取决于肌瘤大小、数量和生长部位。黏膜下肌瘤合并妊娠，容易发生流产及早产；肌壁间肌瘤可引起子宫收缩乏力，产程延长；宫颈肌瘤或子宫下段肌瘤或嵌顿于盆腔内的浆膜下肌瘤，均可阻碍胎先露衔接及下降，应行剖宫产术，并可同时行肌瘤切除术。若肌瘤在骨盆入口以上而胎头已入盆，肌瘤未阻塞产道则可经阴道分娩，待产后再行处理。

2.卵巢肿瘤

妊娠合并卵巢肿瘤时，由于卵巢随子宫提升，子宫收缩的激惹和胎儿先露部下降的挤压，卵巢肿瘤容易发生蒂扭转、破裂和感染。卵巢肿瘤位于骨盆入口，阻碍胎先露衔接者，应行剖宫产术，并同时切除卵巢肿瘤。

第二节　脐带先露与脱垂

脐带先露与脱垂系指脐带在胎儿先露与产道之间，因受压而使胎儿循环受到不同程度的影响，导致胎儿窘迫，甚至死亡，或因胎儿窘迫导致新生儿窒息、死亡。

其发生率为 0.4%～10%，其围生儿病死率高达 20%～30%。

一、病因

凡胎先露不能完全与骨盆上口衔接者均可发生脐带脱垂。主要有以下常见原因。

1.胎位异常

特别是臀位，其中以足先露为多见，其他包括横位、面先露或额先露等。

2.早产

因为胎儿小，胎先露高浮于骨盆入口之上，或已衔接但不能完全填满骨盆入口，先露与骨盆之间仍有空隙，可导致脐带从其空隙中脱出。

3.多胎妊娠

因常伴有胎位异常、羊水过多、胎膜早破或早产，发生脐带脱垂者要比单胎妊娠高近5～6倍。

4.头盆不称

无论是骨盆狭窄，还是因胎头方位异常或胎头过大的相对头盆不称，由于先露不能与骨盆入口完全衔接，导致脐带有可能从其间隙中脱出。

5.羊水过多

常引起先露高浮不能入盆，一旦胎膜破裂，由于宫内压力较大，大量羊水涌出时，脐带易随之脱出。

6.脐带过长或脐带附着位置低

过长过低的脐带易超过先露抵达骨盆入口。

7.人为因素

主要指人工破膜时操作不当，如先露未入盆者人工破膜、宫缩期大孔破膜，易导致脐带脱出。

二、分类

按其程度不同可分为三类。

1.脐带先露

脐带先露又称脐带前置，是在胎膜未破时，脐带位于先露前方称之脐带先露。当宫口部分扩张后，阴道检查时可触及脐带在前羊膜囊内。

2.脐带隐性脱垂

脐带滑至胎头或面部与骨盆之间，胎膜未破时很难发现，常在阴道检查中才可能被发现。

3.脐带脱垂

胎膜已破，脐带超过先露部，并经宫颈口进入阴道内或降至阴道口外，多为脐带先露的结果。

三、诊断

脐带脱垂常发生在第一、二产程，临产前很少发生（少于5%）。可根据以下情况诊断。

1.产时直接看到脐带滑脱至阴道内或阴道口外。

2.阴道检查或肛门检查时，能触及条索状有动脉搏动的脐带。

3.胎心监护或胎心听诊时，发现胎心有变化，常为减速，在改变产妇体位时可以缓解，提示脐带受压情况，很可能是隐性脐带脱垂。

4.将胎先露向盆腔方向按压时，出现胎心变化，提示脐带已受压。

5.B超检查，常能在临产前提示胎儿先露前方脐带声像，可认为是脐带先露，比如，能用阴道探头更能清楚显示。

6.胎膜破裂后发生胎心变化，应做阴道检查，了解有无脐带先露或脱垂。

四、处理

1.高危因素者的预防

如孕妇有胎位异常、先露高浮、胎儿过小、早产、双胎或多胎、羊水过多及胎膜早破等高危因素，应有脐带脱垂发生的思想准备。除了应及早住院外，还应做好监护，发现胎心异常及时行阴道检查。对于已胎膜早破者，尤其先露未入盆者，应保持卧床，必要时抬高床尾。在做人工破膜时，应在宫缩间隙时行高位小孔破膜，使羊水缓慢流出，并及时听胎心有无变化。

2.产前 B 超检查

提示有脐带先露者，应提早入院，如胎儿已足月成熟，可于临产前后选择性剖宫产，以免发生脐带脱垂。

3.第一产程

如发生脐带脱垂或脐带先露，胎儿存活者，应抬高臀部，取头低臀高位。比如，脐带脱出阴道外，应先将其小心还纳入阴道内，避免冷空气刺激，引起脐血管痉挛，同时立即就地行剖宫产术以挽救胎儿，比如，宫口已开大，但未开全，胎膜已破，脐带脱入阴道内者，除上述抬高臀部外，对胎头先露者还应消毒外阴阴道后，用手托住胎头，以减少胎头对脐带的压迫，同时注意脐动脉搏动情况，直至立即行剖宫产将胎儿娩出为止。比如，在实施手术前脐动脉搏动已消失，提示胎儿已死亡，则只好放弃手术，待其自然分娩，尽量减少对产妇的损伤。

4.第二产程

如发现脐带脱垂，且胎儿存活者，应立即行产钳助产或行胎头吸引术，及时娩出胎儿。

5.臀位脐带脱垂

如先露已入盆且宫口已开大，可密切监护胎心变化，随时因胎心变化立即行剖宫产或臀位牵引术。因臀位脐带脱垂时，先露对脐带的压迫相对小一些，有时直至胎儿娩出，胎心都无变化。比如，果先露高，宫口未开大，则无须长时间等待，可行剖宫产术结束分娩。

6.脐带还纳术

此术目前多数学者不主张实施，因其成功率低，且易延误时机，失去抢救胎儿的机会。在以往的实施中，多因产时宫缩压力的作用，以及还纳时造成的先露与骨盆之间隙增大，导致越还纳越使脐带脱出更多。现已基本予以废除，以剖宫产取而代之。除非在无剖宫产条件的情况下，应急使用之。

第三节 软产道损伤

软产道损伤是分娩中常见的并发症，以宫颈裂伤和会阴、阴道裂伤为多见。软产道在妊娠期间可出现一系列的生理改变，如肌纤维增生和肥大，血管增多充血，淋巴管扩张，阴道皱襞增多等有利于分娩时胎儿通过。因其伸展性有一定的限度，个体之间亦存在差异，当遇到胎儿过大、产力过强、产程过快或器械助产操作不当时，可使软产道出现不同程度的损伤。

一、宫颈裂伤

在阴道分娩中，初产妇往往都有轻度的裂伤，一般发生在宫颈两侧，长度不超过1cm，如不出血，无须缝合，产后很快会愈合，使宫颈口成为横裂形外口，是经产妇的标志之一。当宫颈裂口超过 1cm 时，且有出血需要缝合时称为宫颈裂伤。宫颈裂伤不仅发生在常见的两侧，还可发生在前唇、后唇，重者可延及阴道穹窿部、阴道中、下段，甚至延伸到子宫下段，如将子宫动脉或其分支损伤，会导致大出血或形成阔韧带血肿。处理不当可危及生命。

（一）病因

1.宫缩过强

自发的或催产导致的过强宫缩使胎头下降迅速，胎头过度扩撑宫颈，致使宫颈来不及伸展适应，而发生撕裂伤。

2.产妇屏气过早

宫口开全前，产妇用力过早，增加了胎头向下的扩撑力，容易导致宫颈裂伤。

3.宫颈水肿

因产程较长，长时间胎头的压迫，使宫颈血供回流不畅，导致宫颈水肿。水肿的宫颈弹性减低，易发生宫颈裂伤。

4.宫颈发育不良或有瘢痕

由于宫颈发育不良，或宫颈成熟度不够，或宫颈曾有手术史、损伤史，其弹性不够，分娩时易发生宫颈裂伤。

5.助产不当

如果宫口未开全，而过早助产常导致宫颈裂伤。在一些器械如产钳助产术中，因操作不规范、置钳位置不准、牵引方向不对、用力过猛等均可引发宫颈裂伤。在宫口未开全时，用手指上推宫颈边、使用水囊气囊扩张宫颈等操作均可能导致宫颈裂伤。

（二）诊断

在胎儿娩出后或胎盘娩出后阴道出血不止，呈持续性鲜血，此时宫缩良好，应想到可能有软产道损伤。立即行产道检查：术者手伸入阴道内，以拇指及食指、中指对捏宫颈1周，可粗略了解宫颈有无裂伤。也可在直视下检查宫颈，用两把阴道拉钩拉开阴道壁，再用两把卵圆钳钳夹宫颈并向下牵引，顺时针或逆时针方向检查1周，发现宫颈裂伤并有活动出血者，应立即进行缝合术。比如，果发现宫颈纵裂严重者，还应伸入宫腔，检查子宫下段有无裂伤。

（三）处理

经检查确诊宫颈已有裂伤并见活动出血者，应立即行缝合术。在阴道拉钩的暴露下，用卵圆钳钳夹裂伤的两侧缘，向下向外牵引，充分暴露裂伤的顶端，用1-0肠线于裂伤顶端上方0.5cm处缝合第1针，可预防顶端部血管断端回缩而未被结扎，而最后1针则距伤口下端上方0.5cm处，以免产后宫颈回缩后引起宫颈狭窄。其间可连续或间断缝合。对于环形裂伤，应横向连续缝合，比如，宫颈裂伤延伸到子宫下段，应剖腹探查，按子宫破裂处理。出血较多者，应同时予以输液，必要时还要输血。术后加用抗生素预防感染。

二、会阴、阴道裂伤

会阴、阴道裂伤在分娩中大多数会阴与阴道裂伤同时存在。分娩时，由于先露部下降，直接压迫盆底组织，肛提肌向两侧、向下扩展，肌纤维伸长，肌束分离，会阴体变薄，尤其在胎头娩出时，当俯屈不全或胎头较大或胎位不正时，易造成会阴阴道撕裂。有时在肩娩出时也可发生会阴阴道裂伤。

（一）病因

1.第二产程过快

常由于宫缩过强或产妇用力过猛，会阴阴道未能充分扩展，胎先露即很快经阴道娩出，从而引起裂伤。

2.胎儿因素

过大的胎儿、过期儿、胎方位异常，因过大或过硬的胎头对产道的扩撑过度而发生裂伤。也可因异常的方位，如持续性枕横、枕后位及面先露等导致胎头以较大的径线通过阴道，易发生裂伤。

3.阴道、会阴因素

如阴道狭窄、会阴体弹性差、会阴水肿、会阴阴道瘢痕等因素均可因无法充分扩展而发生裂伤。

4.助产不当

在施行阴道手术助产时，如产钳术、臀位助产或牵引术、胎头吸引术等遇胎头过大，未行会阴切开或切口过小或接生者未能按正常机制助产，从而导致会阴阴道裂伤。

（二）分类

按会阴及阴道撕裂程度可分为以下三度。

1.I度会阴阴道裂伤

会阴及阴道后壁入口处黏膜、皮肤撕裂伤，未达肌层。

2.II度会阴阴道裂伤

裂伤已达会阴体肌层，除肛门括约肌外的会阴体盆底肌群。累及阴道后壁，甚至阴道后壁侧沟向上撕裂，裂伤可不规则，解剖不易辨别，出血较多。

3.Ⅲ度会阴阴道裂伤

裂伤累及肛门外括约肌，甚至阴道直肠隔及部分直肠壁。此种裂伤出血不一定很多。

（三）处理

会阴阴道裂伤一旦发生应立即进行修补术，取截石位，先仔细检查伤口，了解裂伤程度，看清解剖关系。手术原则是尽量使组织按解剖复位，对合整齐。术中止血要彻底，缝合由深到浅，由上至下。组织间隙不留无效腔，缝合前要用两块盐水纱布向阴道内填塞，上推宫颈以阻止产道流血影响下方伤口缝合操作。

1.Ⅰ度裂伤

术者以左手中、食指分别置于阴道裂伤的两侧，并向下向后压迫阴道后壁，充分暴露出裂伤顶端。阴道黏膜裂伤一般采用 1-0 肠线，从顶端上 0.5cm 处开始，第 1 针缝好后，作为牵引，向下缝合，可连续或间断缝合，于处女膜环处止。会阴部裂伤创口以 1 号丝线间断缝合，缝合会阴阴道伤口有四个解剖标志点，可作为缝合时的参照，以利缝合整齐复位。①伤口阴道顶端；②伤口阴道处女膜环；③小阴唇的皮肤黏膜交界处（黑白交界）；④会阴伤口的下端或不规则裂伤的分叉处。

2.Ⅱ度裂伤

阴道部裂伤缝合同上，在完成阴道部缝合后，须先缝合深层的阴部肛提肌伤口。缝合中为防止缝针穿透直肠壁，可将左手食指伸入肛门内做引导，也可在缝毕后，行肛门指检。比如，穿透直肠壁，应立即拆除重缝，以免术后发生感染或形成肠瘘。缝合不宜过密，否则影响血供而愈合不良。会阴部皮肤复杂裂伤要尽量恢复解剖位置，注意三角皮瓣区的缝合及血供。

3.Ⅲ度裂伤

Ⅲ度裂伤是最严重的会阴裂伤，除盆底肌肉、阴道黏膜及会阴体裂伤外，还累及部分或全部肛门括约肌，甚至达直肠黏膜。因修补缝合较复杂，术者必须熟悉会阴部解剖。手术的关键是止血彻底、避免无效腔和恢复正常解剖关系。

首先，应充分清洗创面，重铺消毒巾。仔细辨认局部解剖关系后，阴道顶端置大块纱布。必要时重新局部浸润麻醉。比如，有直肠前壁裂伤，先用 2-0 肠线间断缝合直肠黏膜，针距为 0.5cm，不要穿透黏膜，也可用 1-0 丝线全层缝合直肠伤口。然后，将断裂的肛门括约肌断端钳夹提起，以 1-0 肠线或 7-0 丝线端-端缝合 2 针。以 1-0 肠线间断缝合肛提肌、会阴深浅横肌及球海绵体肌等组织。再依次缝合阴道及皮肤伤口。术后留置导尿管，行肛检，嘱产妇做缩肛动作，以了解肛门括约肌缝合后有无功能恢复。术后常规应用抗生素预防感染，每天清洁会阴，无渣饮食或流食 3～4 天。前 3 天服用肠蠕动抑制药阿片或复方樟脑酊以控制大便，此后改用液状石蜡 20～30mL，软化大便以防止大便干燥使伤口裂开。

第四节　羊膜腔感染综合征

羊膜腔感染综合征指羊水、胎膜、脐带、胎盘和胎儿在孕期和产时发生的非特异性感染，有一些同义词表示这一情况，如绒毛膜羊膜炎（简称羊膜炎）、产时感染、宫腔感染等，但都不如这一概念明确、全面。它是子宫内感染而对胎儿影响较大的一种并发症，是导致围生儿死亡率增加的主要原因之一。胎儿吸入感染的羊水可发生肺炎或败血症。炎症病变在分娩后还可继续发展。

一、病因及发病机制

（一）胎膜早破

羊膜腔感染综合征常见于胎膜早破的孕妇。胎膜早破后，胎膜的屏障作用消失，阴道细菌可经宫颈上行直接侵入宫腔，引起感染。胎膜早破的时间越久、产程越长，发生感染的机会越大。

（二）血供感染

产妇一般抵抗力较差，如贫血、营养不良，产时曾经反复阴道检查或肛诊等感染因素，病原体可经母体血供或经羊膜外途径经胎盘、胎膜侵入羊膜腔，故亦可能发生于胎膜未破等待产例，但罕见。

（三）病原体引起羊膜腔感染

综合征的病原体有很多种，可能由其中一种或多种混合感染。病原体可来自外界环境，但多为寄生于阴道内的内源性细菌。最常见的是厌氧链球菌、β-溶血性链球菌、大肠埃希菌和葡萄球菌。近年来，还发现感染与支原体有关。正常妇女阴道及宫颈中培养出支原体者占 70%。有人在剖宫产时，从宫颈、子宫内膜及输卵管培养支原体，发现阳性率为 42%～56%，胎膜破裂者中的阳性率比胎膜未破者高，提示支原体，亦可能为羊膜腔感染综合征的常见病原体。

二、临床表现及诊断

（一）羊膜腔感染

临床表现较为隐晦，缺乏特异性，尤其在早期极难察觉。孕妇表现为发热、心率增快、外周血白细胞计数升高，达 $15\sim20\times10^9/L$，分类计数：中性粒细胞 >0.90 或更高，已是晚期症状。子宫压痛、宫颈分泌物呈脓性、出现分娩先兆等症状时，表明感染已到更晚阶段。因此，早期辨明羊膜腔有感染存在极为重要。唯有对胎膜早破的孕妇，特别是胎膜已破 >24 小时者，应密切观察，避免出现任何异常情况，如脉搏增快、发热、血象升高等症状，首先应考虑是羊膜炎可能。胎心率增快亦是羊膜腔感染的主要症状。

（二）阴道拭子和中段尿细菌培养

阴道、宫颈或泌尿系统感染的存在常提示有羊膜腔感染的可能。为此，做阴道拭子及中段尿细菌培养，进一步明确诊断。

（三）羊水分析

国外有不少报道经腹穿刺抽取羊水，做羊水分析，对识别早期或潜在的羊膜腔感染有重要临床意义。但由于有引起早产及其他并发症的可能，国内学者主张应严格掌握指征，审慎施行。羊水分析包括如下。

1.羊水涂片

经腹抽取的羊水涂片做革兰染色后，镜下检查，查到有细菌表明有感染，比如，无临床症状，提示有潜在感染。方法简单，快速，在培养结果出来之前即可初步做出判断。尤其对厌氧菌培养缺乏条件时，根据见到的细菌种类还可提供诊断依据。

2.羊水中白细胞

胎膜等宫腔内孕产物受细菌感染后引起机体组织的防御反应，白细胞增加并移行至羊水中，故羊水中有白细胞存在，可诊断有感染存在。

3.羊水细菌培养

经腹抽取的羊水做细菌培养，除做一般需氧菌培养外，必须做厌氧菌培养。

4.血清 C-反应蛋白（CRP）测定

CRP 在慢性炎症过程、感染及组织坏死时增加。早在 20 世纪 80 年代已有人用以鉴定早期胎膜破裂病例是否有羊膜腔感染，并以 CRP≥2mg/dL 作为病率与非病率的分界，获得 100% 的预测准确率，无假阳性及假阴性，现已是羊膜腔感染早期较敏感的实验室检查项目，比其他指标，如体温、白细胞计数及分类至少提早 12 小时出现上升，而且在妊娠期间只有绒毛膜羊膜炎或其他感染发生时才升高。

三、预防与处理

由于羊膜腔感染常因胎膜早破引起，故预防的关键是对胎膜早破的处理，当胎膜早破发生 12 小时后，即应给予抗生素预防感染，胎膜破裂 24 小时，胎儿已成熟者，应行引产，尽早终止妊娠。如为<37 孕周者，胎儿未成熟者，可在抗生素预防感染的处理同时，给予地塞米松以促胎肺成熟，一般 3 天后即予引产。比如，为 33～35 孕周

者，胎儿过小而不成熟，虽已胎膜早破，但仍以保守处理为主，让孕妇绝对卧床，注意外阴清洁，少做肛查和阴道检查，并严密观察体温、脉搏、血象及胎心变化，可同时检测 CRP，尽可能延迟到孕 36 周以上。比如，发现有羊膜腔感染征象，应立即引产。抗生素多选择对胎儿不良反应较小的头孢类、青霉素类、半合成青霉素类药物，尤以氨苄西林静脉给药为首选药物，其优点是对β-链球菌和金黄色葡萄球菌均有效，且不与蛋白结合，能迅速通过胎盘达到有效浓度，等待培养结果报告后，再根据细菌种类及药物敏感试验更改用药。

对已诊断或疑有感染的产妇，产后应取宫腔液培养及新生儿脐血、咽拭子、胃内吸出物培养；胎盘、胎膜及脐带送病理检查；还应做婴儿血 IgM 的测定。这些检查的结果有助于抗生素的选择及进一步肯定诊断结果。

第六章　产褥期疾病

第一节　产褥感染

一、概述

产褥感染指产妇分娩时及产褥期（产后 6 周），由于致病菌侵入生殖道，发生局部和全身的炎症性变化，又称为产褥热。发病率为 1.0%～7.2%，每年由产褥感染导致的产妇死亡占产妇死亡总数的 8%。绝大部分发生在产后 10d 之内，少数发生在产褥末期。在社会经济状况较差、有手术史、胎膜早破、宫缩时间过长、出血过多、羊水胎粪污染、产道损伤和盆腔多次检查的妇女中较常见。常见的病原体有：需氧性链球菌、大肠杆菌、葡萄球菌、厌氧性链球菌、厌氧类杆菌、梭状芽孢杆菌、衣原体、支原体及淋病双球菌等。

产褥病率指分娩 24h 以后的 10d 内，每日测量 4 次体温，凡体温有两次达到或超过 38℃者。其中包括产褥感染、上呼吸道感染、急性泌尿系感染及急性乳腺炎等。

产褥感染一旦发生可引起产妇出现高热、头痛、腹痛、厌食、心动过速、白细胞增高、子宫体增大及压痛、恶露大量增加，伴异味等一系列临床表现，并有可能引起急性子宫内膜炎、急性盆腔炎、急性盆腔腹膜炎和弥漫性腹膜炎，以及血栓性静脉炎等并发症，病情严重时甚至还可因脓毒败血症及败血症危及产妇的生命，能引起不育，如附件粘连，偶尔严重产后或手术后感染还需行子宫切除术。

在我国，新中国成立前产褥感染发病率很高，产妇死亡中约半数系由产褥感染引起。新中国成立后推广新法接产，特别是抗生素的广泛使用及无菌观念的加强，使发病率明显下降，但产褥感染和产后出血、妊娠合并心脏病、重度妊娠期高血压疾病仍是孕产妇死亡的四大主要原因。

二、诊断

（一）临床症状和体征

了解妊娠、分娩及产后经过等产科病史，注意有无发生产褥感染的危险因素。产褥感染的主要临床表现为发热、腹痛和异常恶露。发热是大多数产褥感染的基本症状，疼痛（下腹部、盆腔、下肢等）是阴道分泌物或恶露增多，恶露呈血性或脓性、有臭味，子宫大、软、有压痛等也是产褥感染所特有的。根据感染发生的部位将其分为以下几种类型。

1.急性外阴、阴道、宫颈炎

分娩时由于会阴部损伤或手术产生招致感染，表面为局部灼热、红肿、疼痛、下坠，有压痛、拒按，炎性分泌物刺激尿道可出现尿痛、尿频、尿急；伤口边缘可有坏死、流液或流脓、切口裂开、组织不新鲜。阴道与宫颈感染表现为黏膜充血、溃疡、化脓，日久可致阴道粘连甚至闭锁，比如，阴道前壁黏膜受压严重过久伴有感染，可使组织大片坏死脱落，形成膀胱阴道瘘或尿道阴道瘘。病变局限者，一般体温不超过38℃，病情发展可向上或宫旁组织，导致盆腔结缔组织炎。

2.急性子宫内膜炎、子宫肌炎

急性子宫内膜炎、子宫肌炎为产褥感染最常见的类型，病原体经胎盘剥离面侵入。产后发热迅速而显著，常为低热，有臭味的血性恶露。由于炎症的作用，使子宫缩复不佳，宫体较大而软，下腹不适并伴有子宫压痛。当子宫内膜炎发展为子宫肌层炎时，发热可持续至产后1周以上，子宫压痛更为明显。

3.急性盆腔结缔组织炎、急性输卵管炎

急性盆腔结缔组织炎、急性输卵管炎多于产后1周以后发生，患者症状加重，可有高热、寒战、下腹坠胀和疼痛，并伴有膀胱和直肠刺激症状。检查子宫有举痛、宫旁增厚或有肿物，触痛明显。淋病双球菌沿生殖道黏膜上行感染，达输卵管与盆腹腔，形成脓肿后，可以高热不退。

4.急性盆腔腹膜炎及弥漫性腹膜炎

炎症扩散至子宫浆膜层，形成盆腔腹膜炎，继续发展为弥漫性腹膜炎，还有出现全身中毒症状。比如，高热、寒战、呼吸与心跳加快、恶心、呕吐、腹胀，高热时可有意识不清、谵妄等神经症状。检查时下腹部有明显压痛、反跳痛。由于产妇腹壁松弛，腹肌紧张多不明显。因腹膜面炎性渗出、纤维素覆盖引起肠粘连，也可在直肠子宫凹陷形成局限性脓肿。若脓肿波及肠管与膀胱，可出现腹泻、里急后重与排尿困难。急性期治疗不彻底可发展成慢性盆腔炎而导致不孕。

5.盆腔及下肢血栓性静脉炎

盆腔血栓性静脉炎可累及卵巢静脉、子宫静脉、髂内静脉、髂总静脉及下腔静脉，病变常为单侧性。患者多于产后1～2周，继子宫内膜炎之后出现寒战、高热，反复发作，持续数周，虽已用抗生素但无理想效果，不易与盆腔结缔组织炎鉴别。下肢血栓性静脉炎病变多在股静脉、腘静脉及大隐静脉。出现弛张热、下肢持续性疼痛、局部静脉压痛或触及硬索状，并由于血液回流受阻，引起下肢水肿、皮肤发白，习称"股白肿"。下肢血栓性静脉炎多继发于盆腔静脉炎或周围结缔组织炎。

6.脓毒血症及败血症

当感染血栓脱落进入血液循环，可引起脓毒血症，出现肺、脑、肾脓肿或肺栓塞而致死。若细菌大量进入血液循环并繁殖形成败血症，表现为寒战、高热，重者谵语、昏迷，可危及生命。

7.剖宫产腹部切口、子宫切口感染

剖宫产术后腹部切口的感染多发生于术后3～5d，局部红肿、触痛、组织侵入有明显硬结，并有浑浊液体渗出，伴有脂肪液化者其渗出液可呈黄色浮油状，严重患者组织坏死、切口部分或全层裂开，伴有体温明显升高，超过38℃。

（二）实验室检查

1.血常规

血白细胞计数升高，且有核左移。

2.血清 C-反应蛋白测定

对可疑的感染病例，可在亚临床期发现感染，有助于感染的早期诊断。

3.病原体确定

（1）病原体培养和药敏感试验：伤口局部、阴道拭子、阴道分泌物、宫腔分泌物培养均有意义。比如，体温＞38℃以上并伴有寒战者，应做血培养，阳性则是菌血症的佐证。

（2）分泌物涂片检查，对淋球菌或厌氧菌感染有一定的参考意义。

（3）病原体抗原抗体检测：可采用相应免疫试剂盒进行快速检测。

4.B 超

可对产褥感染形成的炎性包块、脓肿做出诊断。

5.彩超

可确定有无静脉血栓及血栓的部位、大小、弥漫性还是局限性，了解静脉血流是否通畅。

三、治疗纵观

应积极处理，切勿耽搁最佳时机，否则病情加剧随时可致患者因中毒性休克、多脏器功能衰竭而死亡。治疗原则是控制感染，辅以整体护理、清理感染灶、手术或中药等综合治疗。清除感染灶是治疗的关键，伤口和切口感染应及时给予清洗，热敷，消炎或切开引流等酌情处理，抗感染治疗非常重要。最好根据细菌培养和药敏试验选择细菌敏感的抗生素。

四、治疗措施

（一）一般治疗

产妇取半卧位，以利恶露的排出和炎症局限于盆腔内。进食高蛋白、易消化的食物，多饮水，补充维生素，必要时补液。注意纠正酸中毒及电解质紊乱，贫血者应予补血。发热者以物理退热方法为主，高热者酌情给予 50～100mg 双氯芬酸栓塞肛门退热。重症患者应少量多次输新鲜血或血浆、清蛋白，以提高机体免疫力。

（二）药物治疗

对发生产褥感染的患者，除应进行一般性的支持治疗外，抗生素的合理应用成为治疗产褥感染的关键。抗生素的合理选用与及时的病原学诊断有很大关系，为寻找病原菌需做病灶分泌物（主要是宫腔）细菌培养及药物敏感性试验。然而，治疗往往需在得到细菌培养结果之前即开始，因此，必须根据临床症状及临床经验选用抗生素。

鉴于产褥感染多为混合菌感染，因此，应联合使用抗生素，一般以青霉素和氨基糖苷类抗生素合用作为首选，亦可选用氨苄西林或青霉素或头孢菌素II加庆大霉素或卡那霉素，也可并用甲硝唑，比如，青霉素过敏可改用红霉素。以后视病情变化、细菌培养及敏感试验选用其他抗生素。青霉素对革兰阳性细菌和除脆弱类杆菌以外的厌氧菌有效；氨基糖苷类抗生素，如庆大霉素对大多数革兰阴性杆菌有效，但氨基糖苷类抗生素对少数孕妇在乳汁中有分泌，对新生儿听神经有影响，故需慎用；头孢菌素：第一代头孢菌素对革兰阳性菌如金黄色葡萄球菌、链球菌作用强，对肠球菌无效；对革兰阴性菌的作用较第二、三代弱；对肾脏有一定损害。第二代头孢菌素对革兰阴性菌作用优于第一代，不及第三代，对革兰阳性菌作用优于第一代，次于第三代；肾毒性较第一代弱。第三代头孢菌素对β2内酰胺酶稳定，抗菌谱广而强，对肾基本无害，其抗菌谱广，长效，半衰期约 7～8h，对革兰阴性及阳性菌均有抗菌作用，不易透过血—胎盘屏障，对母婴不良反应小。

肝功能不全者忌用四环素、红霉素、氯霉素。肾功能不全者忌用庆大霉素，四环素及头孢来星，但可使用红霉素及氯霉素。林可霉素虽对厌氧菌感染有效，但有可能引起假膜性肠炎。氯霉素对产褥感染疗效虽好，但偶可引起再生障碍性贫血，故除病情严重者外，使用较少。

使用抗生素的原则是：①剂量要足，时间要够，且以静脉给药为主，持续到临床治愈后 3d 再停药，以彻底控制感染，勿使其迁延为慢性；②严重感染时应使用杀菌剂，常用二联；③注意对乳儿的影响：抗菌药物在乳汁中浓度高，且对乳儿有影响的药物有：磺胺类药、氯霉素、红霉素、四环素、甲氧苄啶（TMP）、异烟肼类，孕妇应用时，应暂停哺乳；④经足量抗生素治疗体温仍持续不降者，应考虑有无盆腔脓肿，有无盆腔血栓性静脉炎，以及是否耐药等，必要时可结扎卵巢静脉。对高热不退者，在应用抗生素的同时，可酌情加用氢化可的松或地塞米松，也可使用物理降温。

（三）手术治疗

子宫内膜炎、子宫肌炎注意清除宫腔残留物。外阴或腹壁切口感染者可采用物理治疗，如红外线或超短波局部照射，有脓肿者应切开引流。会阴伤口感染时也可局部湿热敷，如化脓应提前拆线，并扩创引流，也可用 1∶5000 高锰酸钾坐浴。盆腔脓肿突入阴道后穹隆者，可行后穹隆切开引流。盆腔脓肿出现于腹股沟韧带上方者，可经腹壁切开引流，附件脓肿须剖腹探查切除脓肿。当感染灶来自子宫而出现严重败血症或中毒性休克不能控制时，应考虑子宫切除，以清除感染灶。

（四）宫缩剂

可适当用子宫收缩剂，如益母草，催产素及麦角新碱等，以促进子宫收缩，并有利于感染性分泌物的排出。

（五）盆腔血栓性静脉炎

对深部的血栓性静脉炎，除用抗生素外，尚应采用抗凝物，以便于控制血栓进一步发展和防止新血栓形成：①肝素 1mg/（kg·d）加入 5% 葡萄糖液 500mL 中，静脉滴注，每 6h1 次，连用 4～7d；②尿激酶 40 万 U 加入 0.9% 氯化钠液或 5% 葡萄糖液 500mL 中，静脉滴注 10d，用药期间检测凝血功能；③同时可口服双香豆素、阿司匹林或双嘧达莫。若化脓性血栓不断扩散，可考虑结扎卵巢静脉、髂内静脉等，或切开病变静脉直接取栓。下肢血栓静脉炎应抬高患肢，局部热敷，待疼痛消失，体温正常后方可下床活动。

（六）中毒性休克

应大力抢救，除吸氧给大剂量抗生素外，尚需补充血容量，使用低分子、右旋糖酐，羧甲淀粉及糖盐水等。同时纠正酸中毒及电解质平衡紊乱，应用血管舒张药及肾上腺皮质激素等。发生弥散性血管内凝血时应及早应用肝素及其他有关治疗。

（七）中药治疗

中药治疗则为清热解毒、凉血化瘀，可用五味消毒饮和失笑散加丹皮、赤芍、鱼腥草、益母草。

（八）预防

（1）加强孕期卫生宣教：临产前一个月避免性生活和盆浴，加强营养，纠正贫血，及时治疗外阴阴道炎、宫颈炎，避免胎膜早破。

（2）产程中：避免滞产、严格无菌操作、正确掌握手术指征，及时防治产道损伤及产后出血，必要时应用抗生素预防感染。

（3）产后：剖宫产者术后预防性给予抗生素，鼓励产妇早下床活动，不能离床活动者应在床上多活动下肢。

第二节 晚期产后出血

分娩 24h 后，在产褥期内发生的子宫大量出血，称为晚期产后出血。其发生率为 0.3%～0.7%，以产后 1～2 周发病者居多，也有产后 6～8 周发病者，更有时间长达产后 6 个月者。子宫出血呈持续性或间歇性，也可表现为急骤大量出血，同时有凝血块排出，产妇常伴寒战、低热，失血过多导致重度贫血甚至发生失血性休克。晚期产后出血是产科重要的并发症之一，若处理不及时可危及产妇生命。

一、病因

（一）子宫复旧不全

（1）胎盘、胎膜残留：为最常见的原因，残留组织发生变性、机化，可形成胎盘息肉、坏死脱落、暴露基底部血管引起出血。

（2）蜕膜残留：蜕膜多在产后一周内脱落并随恶露排出，若大面积蜕膜长时间残留影响子宫复旧，继发子宫内膜炎，引起晚期产后出血。多见于双子宫、双角子宫等先天畸形的产妇。

（3）胎盘附着部位发生感染：影响子宫修复，造成血栓脱落、血窦重新开放而出血，主要原因是胎盘过大、多胎妊娠、羊水过多、子宫内膜炎等。

（二）剖宫产后出血

随着剖宫产率的上升，尤其近年来子宫下段横切口剖宫产的广泛开展，子宫切口感染、裂开也成为晚期产后出血的重要原因之一。

（1）解剖因素：子宫横切口靠近子宫血管分支（子宫动脉分支），术中常因下段横切口撕裂而行多次缝扎，造成切口愈合不良。同时，因子宫右旋，故易损伤子宫右侧血管分支。子宫峡部的弓形动脉较体部短而小，分支少。下段横切口时，容易切断下行的子宫动脉分支，而此处血供相对较体部差，致使切口供血不足。

（2）切口位置不当：子宫颈部主要由结缔组织构成，肌纤维少，血管少，若产程较长，子宫下段明显扩张，变长、变薄，而切口过低，则会因此，处愈合能力差，易造成缺血坏死。

（3）感染因素：术前多次阴道检查、肛查，或第二产程剖宫产易诱发切口感染，子宫下段横切口距阴道很近，产程延长、术中出血过多易导致切口感染。

（4）缝合技术：子宫切口撕裂、出血时切忌反复盲目地缝扎止血，局部供血不足，而缝合过松易形成血肿亦使切口愈合不良。

（三）其他

产妇患重度贫血（Hb<60g/L）、重度营养不良、子宫黏膜下肌瘤，产后滋养细胞

疾病，例如绒毛膜癌、超常胎盘部位反应、性病及 TORCH 感染因素。

二、诊断

（一）病史

常有第三产程或产后 2h 内阴道流血量较多或曾怀疑有胎盘残留及剖宫产史，产后恶露不净，有臭味。

（二）临床表现

反复阴道出血或大出血，阴道流血时间、流血形式和流血量因病因而异。胎盘、蜕膜残留大量出血通常在产后 10d 左右为多次反复阴道少量流血，也可突然阴道大量出血；子宫复旧不良多发生在产后 2 周左右，多为突然大量流血且持续不断；剖宫产子宫切口裂开所致阴道出血多发生于术后 2～3 周突然、大量出血，可在短时间内处于失血性休克。有感染时可出现下腹痛、体温升高，若出血时间长可出现贫血。

（三）妇科检查

发现子宫复旧不良，子宫大且软，宫口松弛，宫腔内有或无残留组织。若伴有感染，子宫有压痛。对有子宫下端剖宫产时，可用阴道内的手指轻触切口部位有无裂口协助确诊。

（四）辅助检查

（1）血常规检查：贫血，血白细胞总数及分类有助于感染的诊断。

（2）B 超检查：可以发现胎盘胎膜残留，在剖宫产患者可能有子宫切口愈合不良的情况。

（3）宫腔分泌物：涂片、培养及药敏，有助于确定病原微生物的种类及选用有效的抗生素。

（4）尿妊娠试验有助于诊断胎盘残留及除外绒毛膜癌。

（5）病理检查：宫腔刮出物镜下见到变性绒毛或混有新鲜绒毛。遇有晚期产后出血的患者，排除常见出血原因后应想到超常胎盘部位反应及绒毛膜癌等少见疾病的可能，刮宫标本及时送检以明确诊断。

三、治疗

晚期产后出血治疗原则：抗感染、促进宫缩、刮宫、清创、瘢痕修补、髂内动脉结扎及子宫切除。

胎盘、蜕膜残留所致晚期产后出血的治疗，目前有两种基本观点：一种观点是刮宫，多能奏效，操作应轻柔，备血并做好开腹手术的准备，认为刮宫可达到止血和进行病理检查的双重目的，还能排除子宫绒毛膜癌。另一观点认为，刮宫通常刮不出明显的胎盘组织，且可使出血更多。刮宫与其是在减少出血，却更像损伤胎盘附着处而引起出血。目前，育龄妇女引产、流产手术增多，子宫内膜受损程度严重，胎盘残留的发生率随之增加，因此，产后应仔细检查胎盘、胎膜，如有残缺，应及时取出；在不能排除胎盘残留时，应探查宫腔。杜绝胎盘残留致晚期产后出血和不良状态下的清宫，关键是把握清宫的时机，对产后出血和疑有胎盘残留者在分娩后立即行清宫术；对阴道分娩疑有胎盘残留大量出血者，在排除产道损伤后，在抗感染、抗休克的同时行清宫术；对于出血不多者可先抗感染，止血及宫缩剂应用 3～5d 后行清宫术，组织送病理检查；对胎盘胎膜粘连较紧疑有胎盘植入者，可先予 5-FU 治疗 5d，使胎盘滋养叶细胞变性坏死脱落，然后再行清宫术。近年来，国内外有用氨甲蝶呤（MTX）为抗代谢药，二氢叶酸还原酶抑制剂，其化学结构与叶酸相似，可使 DNA 合成受阻，抑制肿瘤细胞增殖，也可抑制胚胎组织和胎盘绒毛的生长，使其死亡，故近几年用于异位妊娠的保守治疗。将其用于部分植入性胎盘残留，疗效满意；子宫复旧不良用宫缩剂及米索前列醇治疗，有感染者加强抗感染，并予中药生化汤服用。出院前可对患者进行 B 超检查，并给予复方生化合剂、勤哺乳等措施，可有效预防晚期产后出血。

剖宫产术后晚期产后出血，如考虑子宫复旧不全或合并感染，首次应用一种或多种缩宫素及抗生素等保守治疗。出血多者，同时输液以维持血容量，并注意凝血功能障碍；如剖宫产组织残留进行操作时一定要慎之又慎，因剖宫产组织残留机会极罕见，且刮宫还可能造成原切口再损伤而致出血量增多或致子宫穿孔加重出血；如术中夹取组织困难，又有活动性出血，可能有胎膜粘连，此时要开腹在直视下从原切口进入清理宫腔；宫腔积血可行清宫术，应首先排除切口感染、裂开后方可施术，需在 B 超监测下进行，操作时应轻柔，不仅能清除宫腔内的残留胎盘，还能刺激子宫平滑肌引起收缩，减少出血量。术中注意勿伤子宫前壁切口，术后注意抗感染治疗。比如，患者少量反复出血，B 超检查排除宫腔内残留或子宫切口裂开，可在手术准备条件下行药物保守治疗，术后 22d 以后仍淋漓出血的，同时给予己烯雌酚治疗。对于大量出血者，尤其反复大量出血者，过去常需切除子宫。髂内动脉结扎术是一种安全可靠的妇产科大出血急救方法。在无法控制的严重盆腔出血时能迅速有效止血。但有研究发现结扎髂内动脉后，远端末梢动脉压最多下降 84%，平均动脉压下降 24%，血液减少 48%，不能有效地控制出血。由于髂内动脉远端宫腔结扎术后并没有闭锁，血流可以通过其余交通支进入子宫动脉，故有再次发生出血的可能。近年来，介入性放射医学快速发展，1979 年，Brown 首先报道髂内动脉栓塞治疗产后出血，选择性动脉造影栓塞术已取代髂内动脉结扎术。此方法有选择地栓塞出血动脉，完全闭锁整个动脉腔，从而有效地控制出血，在不开腹的情况下迅速而准确地做出诊断和实施治疗，为患者保留了子宫又避免了二次开腹手术之痛。

四、治疗

（一）保守治疗

少量或中等量阴道出血，一般情况好者，可应用足量抗生素、缩宫素及支持疗法。

（二）诊断性刮宫术

疑有胎盘、胎膜、蜕膜残留或胎盘附着部位复旧不全者，在补液、备血情况下刮宫多能起效，术后继续给予抗生素、缩宫素。刮出物应送病理检查。

（三）剖宫产术后切口愈合不良的处理

（1）保守治疗：应用抗生素，纠正贫血，改善全身状况，部分裂开的伤口有可能再次愈合。

（2）手术：对疑有宫腔内容物者行清宫术。必须在 B 超监视下进行，操作手法轻巧，避免搔刮子宫切口，以防子宫穿孔。比如，裂开的切口周围组织血运好，可行扩创清除坏死组织，形成新鲜创面，用肠线重新缝合以及子宫动脉或髂内动脉结扎止血而保留子宫。有条件的医院行髂内动脉栓塞治疗。比如，无上述条件则抗感染，输血，纠正休克的同时果断行子宫切除术。

（四）若确诊为绒毛膜癌

化学药物治疗：在患病早期，可以使用单一药物进行治疗，其中 5-氟尿嘧啶是首选药物。若病情已到晚期或出现急性发作，则需要使用两种或两种以上药物进行诊治。化学治疗是绒毛膜癌治疗的主要手段。

（五）超常胎盘部位反应

反复刮宫、加强宫缩、抗感染等保守治疗无效者可考虑切除子宫以去除出血灶、根治疾病。此外，应随访血β-hCG、临床表现及影像学检查。

（六）若发生失血性休克

应立即抢救和积极纠正休克。

第三节　产褥中暑

一、概述

产褥中暑指产褥期产妇在高温、高湿和通风不良的环境中体内余热不能及时散发，引起以中枢性体温调节功能障碍为特征的高热、水电解质平衡紊乱、循环衰竭与神经系统功能损害。产后皮肤汗腺排泄功能旺盛，产妇借此排出体内潴留的水分，因此，有显著的利尿现象，出汗也特别多，可以经常见到产妇衣、被为汗水浸湿，以夜间睡眠和初醒时更明显，夜间尤甚。出汗也是一种散热方式，当环境温度超过35℃时，机体依靠大量汗液蒸发进行散热。在汗液、尿液、乳汁、恶露的排出过程中，大量水分、电解质等随之丢失，需及时补充。重度产褥中暑是孕产妇死亡的原因之一。在怀孕以及产后阶段孕产妇在生理上和心理上都有着较大的变化，有调查表明：400 名孕妇在怀孕阶段所受的关注度要明显高于产后，焦虑，燥热等多见于年轻产妇；厌食，失眠则在年纪稍大产妇中比较常见。因此，不应该忽视产后阶段对产妇的关心和合理照料。

随着全球气候变暖，高温气候持续时间延长，产褥中暑成为产科的常见病。产褥中暑是可以预防的，关键是做好卫生宣教、围生期保健工作，告诫产妇必须破除旧风俗习惯，居室要通风，衣着要适宜并及时补充钠盐。作为医护人员要动态观察产妇病情变化，积极采取相应的治疗与护理措施，有效地控制病情的发展，使受累器官避免进一步损伤。此外，还要预防和积极治疗产褥感染，让患者得到尽快地恢复。

二、诊断

（一）中暑前兆

口渴、多汗、四肢乏力、恶心、呕吐、头晕、眼花、胸闷心悸；体温轻、中度增高。若能及时将产妇移至通风处，减少衣着，补充盐水，可很快好转。

（二）轻度中暑

产妇体温增高达 38.5℃ 以上，会产生剧烈头痛，恶心，胸闷加重，脉搏、呼吸加快，无汗，尿少，全身可满布汗疹。此时，如能得到适当治疗，多能恢复。

（三）重度中暑

体温达 40℃ 以上，会出现中枢神经系统症状，如嗜睡、谵妄、抽搐、昏迷等，可有呕吐、腹泻及多部位出血。体检发现：面色苍白、心率快、呼吸急促、血压下降、对光反射，神经生理性反射减弱或消失，脉搏细数，继而进入昏迷状态。持续谵语、惊厥，血压下降，面色苍白，瞳孔缩小，对光反射、膝反射减弱或消失是危急症候，如抢救不及时，可在数小时内因呼吸循环衰竭、脑水肿而死亡。夏天高温季节多见发病。夏季天气炎热，但是一些旧风俗习惯却要求产妇家紧闭门窗，产妇深居室内，包头盖被，穿长袖衣、长裤，紧扎袖口、裤脚。且滴盐不进，只进食一些红糖伴稀饭、干苋菜等。当夏季气温骤升，住房矮小，室温过高，湿度很大，产妇出汗散热又受到严重障碍时，将导致体温中枢调节失常。结合产妇居住环境不通风及衣着过多，出现上述典型临床表现多能诊断。应注意与产后子痫和产褥感染、败血症等相鉴别。产褥感染的产妇可以发生产褥中暑，产褥中暑患者又可以并发产褥感染。

三、治疗

产褥期的体温多数在正常范围内，若产程延长致过度疲劳时，体温可以在产后最初 24h 内略升高，一般不超过 38℃。由于产褥期是从胎盘娩出至产妇全身各器官除乳腺外恢复或接近正常未孕状态所需的一段时期，因此，在这一时期，母体发生着一系列的变化。首先，心理上的，Noble RE 的文章指出流行病学调查显示女性（21.3%）产生情绪低落的百分比几乎是男性（12.7%）的两倍。MosesKolko EL，Roth EK 的研究更加明确地指出产后抑郁的发生率在 10%～15%，产前抑郁的患病率在城市里的贫穷人群中占 26%，同时指出，母亲的情绪低落直接影响着胚胎及婴儿的发育生长。因此，产褥期对产妇的合理健康照料是十分重要的。WardKA，Adams JE.Mughal MZ 的研究指出了在不同阶段骨骼系统的变化。产褥中暑大都系人们受旧风俗习惯影响，缺乏卫生知识，误认为产妇怕风，所以，让产妇穿很多衣服，门窗关闭，使产妇生活在高温、高湿、不通风的不良环境中。出汗也是一种散热方式，气温超过皮肤温度（32～34℃）时，人体散热功能受到影响，使传导、辐射停止而靠蒸发，机体依靠大量汗液蒸发进行散热。在汗液、尿液、乳汁、恶露的排出过程中，大量水分、电解质等随之丢失，需及时补充。但是，旧风俗习惯怕产妇受风而要求关闭门窗，产妇深居室内，包头盖被，穿长袖上衣、长裤、紧扎袖口、裤脚，使居室和身体小环境处在高温，高湿状态，严重影响产妇出汗散热，导致体温调节中枢功能衰竭而出现高热，意识丧失和呼吸循环功能衰竭。当人体处于超过散热机制能力的极度热负荷时，这样超量热积于体内容易引起调节及水、钠代谢障碍，从而导致前述诸症状。Haas JS，Jackson RA， nlentes-Afflick E，Stewart AL 等人对妇女从怀孕到产后的健康情况做了一项调查，结果显示：妇女的健康状况在怀孕到产后有着实质性的变化，比如说身体功能的下降，怀孕前身体功能较好，孕期有所下降，产后则又有所提高。这对给予孕产妇合理健康的照料有很好的指导意义。Davies GAL 及 Wolfe LA 等通过大量的文献分析指出，孕产妇在怀孕期间和产后应进行符合生理变化需要的适当锻炼（加拿大妇产科协会的临床实践的指导方针），而不应该受旧风俗习惯的影响关门闭户，深居室内。

产褥中暑的治疗原则是立即改变高温和不通气环境，迅速降温，纠正水、电解质与酸碱紊乱，积极防治休克，补充水分及氯化钠，同时采用物理降温。首先将患者移置凉爽通风的地方，全身用冰水或乙醇擦浴，在头、颈、腋下、腹股沟、腘窝部浅表大血管分布区放置冰袋，并用力按摩四肢，促进肢体血液循环，以防止周围血液循环的淤滞，已发生循环衰竭者慎用物理降温，以避免血管收缩加重循环衰竭。在采用物理降温的同时，应用药物降温，以氯丙嗪为最常用。其主要作用是抑制体温调节中枢，扩张血管，加速散热，松弛肌肉，减少震颤，降低器官的代谢和氧消耗量，防止身体产热过多。重视纠正脑水肿，可用 20%甘露醇或 25%山梨醇 250mL 快速静滴。采用药物降温，当血压下降时，停用氯丙嗪改用地塞米松。药物降温的用法是将氯丙嗪 25～50mg 溶于生理盐水 500mL 中静脉滴注，在 1～2h 内滴完。比如，情况紧急，可用氯丙嗪 25mg 或异丙嗪 25mg 溶于 5%葡萄糖溶液生理盐水 100～200mL 中静脉滴注，在 10～20min 内注完。若在 2h 内体温并无下降趋势，可重复给药。在降温过程中应加强护理，注意体温、血压、心脏情况，待肛温降至 38℃左右时，应即刻停止降温。在降温的同时，应积极纠正水、电解质紊乱，24h 补液量控制在 2000～3000mL，并注意补充钾、钠盐。加强护理注意体温、血压、心脏及肾脏情况。对抽搐患者可用地西泮、硫酸镁等抗惊厥、解痉，也可用地西泮 10mg 肌肉注射，同时用抗生素预防感染。当出现心、脑、肾并发症时，应积极对症处理。呼吸衰竭用尼可刹米、洛贝林对症治疗。心力衰竭可给予洋地黄类制剂，如毛花苷 C0.2～0.4mg 缓慢静脉注射，必要时 4～6h 重复。

产褥中暑的关键在预防，做好卫生宣教，能识别产褥中暑的先兆症状。破除旧风俗习惯，居室要保持通风，避免室温过高，产妇衣着应宽大透气，有利于散热，以舒适为度。

四、治疗

原则是迅速改变高温、高湿和通风不良的环境，降低患者的体温，及时纠正脱水、电解质紊乱及酸中毒，积极防治休克。

（一）降温

1.环境降温

将患者移至凉爽通风的地方，脱去产妇过多的衣着，室内温度宜降至 25℃。

2.物理降温

全身用冰水或酒精擦浴，在头、颈、腋下、腹股沟、腋窝部浅表大血管分布区放置冰袋，并用力按摩四肢，促进肢体血液循环，加速散热，若产妇神志清楚，应鼓励产妇喝冷开水或冰水。

3.药物降温

用氯丙嗪 25～50mg 加入生理盐水 500mL，静脉滴注，1～2h 内滴完，1～6h 可重复 1 次，高热昏迷抽搐危重患者或物理降温后体温复升者可用冬眠疗法，常用冬眠 1 号（哌替啶 100mg，异丙嗪 50mg，氧丙嗪 50mg）。每 30min 测体温 1 次，用退热药物后密切观察患者出汗情况，及时更换衣服、被褥，并温水擦浴保持皮肤清洁。使用药物降温时需监测血压、心率、呼吸等生命征，注意体温、血压、心脏及肾脏情况，在降温过程中应加强护理。比如，血压过低，不能用氯丙嗪，可用氢化可的松 100～200mg 加入 5%葡萄糖氯化钠注射液 500mL 静脉滴注，同时可用解热镇痛药物。一旦肛温降至 38℃左右时，应停止降温。

（二）保持呼吸道通畅

给予氧气吸入，密切观察患者的呼吸频率、深浅、血氧饱和度（SPO_2）和血气分析值以判断呼吸窘迫的程度。$SPO_2<90\%$、血氧分压 $PaO_2<60mmHg$ 应予以机械通气，若通过氧疗、吸痰等措施，SPO_2 保持在94%以上者，可不给予机械通气治疗。

（三）周围循环衰竭者

应补液，维持水、电解质及酸碱平衡。纠正水、电解质紊乱1h补液量控制在2000～3000mL，并注意补充钾、钠盐，输液速度宜缓慢，16滴/min，以免引起肺水肿。用5%碳酸氢钠纠正酸中毒。

（四）脑水肿

可用20%甘露醇或25%山梨醇快速静脉滴注。

（五）抽搐患者

应于患者口腔内置牙垫于上下齿之间防止舌咬伤，适当约束患者四肢，加床挡以防坠床。同时可用地西泮10mg肌肉注射或用10%水合氯醛10～20mL保留灌肠，以此来抗惊厥、解痉。

（六）重度患者

重度患者有时合并口鼻出血、呕血，应立即经口气管插管，防止呕吐物吸入引起窒息，必要时准备呼吸机治疗，每2h向气管内滴入1次生理盐水与糜蛋白酶等组成的气滴液5mL，并翻身拍背、吸痰。

（七）给予抗生素预防感染

观察患者子宫下降情况，恶露的量、色、味，会阴切口或腹部切口愈合情况。用1∶1000呋喃西林液进行会阴擦洗，2次/天，保持局部清洁，预防会阴切口感染和逆行感染，剖宫产患者注意及时换药，促进伤口愈合。患者意识尚未完全清醒前应留置导尿管，记录24h出入量，应用生理盐水200mL膀胱冲洗必要时加抗生素，2次/d，防止尿液中的血凝块阻塞导尿管和预防尿路感染。

第四节　产后尿潴留

一、概述

产后尿潴留即产后不能自行排尿，导致尿潴留称为产后尿潴留。2003 年，GlaVindK 及 Bjork J 在一项临床研究中调查显示：需要通过器械助产分娩，括约肌断裂以及会阴严重撕裂伤在尿潴留观察组的发生率要明显增加。在一项国外临床研究中调查显示：通过器械助产分娩，括约肌断裂以及会阴严重撕裂伤在尿潴留观察组的发生率要明显高于对照组。并指出产后尿潴留的发生率大概为 0.7%，多数产妇于分娩后 4～6h 内可以自行排尿，但有些产妇产后长时间（＞8h）膀胱充盈，而不能自行排尿，若产后 6～8h 排尿困难，尿液点滴而下或完全闭塞不通，伴有小腹胀急疼痛，或产后多日小便不能排尽，膀胱内残留尿超过 100mL，这种现象称之为产后尿潴留。多见于初产妇，特别是手术产及行会阴切开者占多数。产后尿潴留是产科的常见并发症，大多发生在第二产程滞产时。由于胎先露，胎头对膀胱及骨盆底长时间的压迫，产程过长，造成暂时性神经支配障碍，特别是引起了膀胱三角区组织水肿，以及会阴部侧切口的疼痛反射性的盆底肌肉痉挛，或因产后腹肌松弛排尿无力，或精神因素、惧怕疼痛、不习惯卧床排尿等所引起。孕期体内潴留多量水分需在产褥早期主要经肾脏排出，故产后最初 5d 尿量明显增多。但在分娩过程中，膀胱受压、黏膜水肿充血，肌张力降低使正常排尿反射异常、再加上会阴伤口疼痛、不习惯卧位排尿等原因，容易发生尿潴留。

如尿液完全潴留膀胱，称为完全性尿潴留；如排尿后仍有残余尿液，称为不完全性尿潴留。急性发作者称为急性尿潴留；缓慢发生者为慢性尿潴留。

二、诊断

（一）病史

应询问产妇是否有难产、手术产（如会阴侧切、胎头吸引术）史。

（二）临床表现

一般产后经过 4～6h，或剖宫产保留尿管，除去后 4～6h 难以自行排尿，小便不通或点滴而下，或见有血尿，可伴有小腹胀急疼痛，或尿意频频。小腹部可扪及高度充盈的膀胱，行导尿术可有小便排出，尿常规一般无异常。急性尿潴留者，下腹部膨隆，触摸膀胱区产妇有尿意、压痛，叩诊呈浊音；慢性尿潴留者，部分患者膀胱极度扩张，充满盆腔甚至达脐上，腹部压痛不明显。

（三）辅助检查

1.实验室检查

急性尿潴留者，尿常规正常；慢性尿潴留者，常尿液浓缩，尿比重增加，尿液中可有红、白细胞和少量的蛋白质。应与产后尿道感染相鉴别。

2.B 超检查

小便后，膀胱内残余尿高于 100mL 即可诊断为尿潴留。应与产后小便生产障碍相鉴别。

三、治疗纵观

尿潴留是孕妇在产后阶段常见且让产妇十分痛苦的并发症。在孕期的妇女，因其膀胱发生生理的改变，而更加易于使其在分娩后几小时至数天内发生尿潴留的症状。Saultz JW 等对产后尿潴留的发生率和发病特征进行研究调查和分析得出：产后尿潴留的发生率为 1.7%～17.9%，与产后尿潴留发生的相关因素包括：①初次经阴道分娩；②硬膜外镇痛；③剖宫术。最初的治疗多采用支持疗法来促进增强自主排尿的可能性，如心理疏导，早期下床活动，给其相对私人安静的环境，温水冲洗外阴等，如果都没有明显作用，则可给予其留置导尿管，当膀胱充盈超过 700mL 时，由于此时很有可能反复留置导尿管或延长放置时间，因此，可以预防性地使用抗生素来防止感染。

尿潴留原因分两类：①尿道梗阻：尿潴留可由于尿道炎症水肿或结石、尿道狭窄、尿道外伤、前列腺肥大或肿瘤、急性前列腺炎或脓肿、膀胱肿瘤等阻塞尿道而引起；

②神经因素：各种原因所致的中枢神经疾患以及糖尿病等所致自主神经损害都可引起尿潴留。

尿潴留可继发其他疾病，主要在于如下：①继发尿路感染：因尿潴留有利于细菌繁殖，容易并发尿路感染，感染后难以治愈，且易复发，加速肾功能恶化。例如，男性前列腺肥大和女性尿道狭窄患者，常出现部分尿潴留，但其无自觉排尿障碍，对这类患者需及早诊治，清除残留尿，有效控制尿路感染，保护肾功能；②继发反流性肾病：因尿潴留使膀胱内压升高，尿液沿输尿管反流，造成肾盂积液，继之肾实质受压、缺血，甚至坏死，最后导致慢性肾衰竭。

产后尿潴留是产科的常见并发症，大多发生在第二产程滞产时，多因第二产程延长，胎先露，长时间持续压迫膀胱，使膀胱底部充血水肿，膀胱肌麻痹，尿道水肿，尿道口闭塞。产后盆腔内压力突然下降，引起盆腔内瘀血；产后腹壁松弛，盆腔空间增大，膀胱的容量也增大，膀胱对内压增高不敏感。当尿液过多时，膀胱的张力更下降，感觉性也更低，尿潴留时没有尿意，加上产程过长引起体力的大量消耗，而导致排尿困难；产前或产程中应用大剂量的解痉镇静药，如妊娠期高血压疾病应用硫酸镁，莨菪类等药物降低膀胱的张力而致尿潴留；或因会阴切口疼痛，或精神紧张不敢努力自行排尿，反射引起盆底肌肉痉挛。产前膀胱过度充盈，未注意护理，使膀胱紧张度及感受性降低，甚至神经麻痹，或由产科麻醉所引起。妊娠期为适应妊娠的需要，肾集合系统、输尿管均有生理性扩张。生产后体内潴留的大量水分均在产后数天经肾脏排出，故尿量明显增加。急性尿潴留，因膀胱极度扩张，如处理不及时，脊髓及排尿中枢失调，膀胱肌失去正常收缩功能。慢性尿潴留时，除排尿中枢失调外，因膀胱肌肉为克服尿道阻力，持续收缩，久之膀胱壁肌纤维增生变厚，残余尿增多，可引起膀胱输尿管反流和肾盂积水，导致肾功能损害。

由于产时及产后会应用大剂量的解痉镇痛药，那么由此引起的产后尿潴留是否由于这些镇痛药物的使用而增加了产后尿潴留的发生率的争论也引起了众多学者的关注。2002年，Liang CC，Tsay PT等人进行的一项调查研究：搜集了110名为减轻分娩时疼痛而使用硬膜外镇痛泵的经阴道分娩的初产孕妇作为一组；100 名相同情况下未使用硬膜外镇痛泵的初产妇作为对照组，发现使用了镇痛泵的一组，特别是膀胱充盈超过500mL 的，与对照组比较都有明显的产程延长，高百分比的机械助产，以及广泛的阴道或会阴部的撕裂伤。只有极少的产妇在产后 6 个月依然有排尿问题。2006 年，Evron S 等比较产妇分娩时使用罗哌卡因和芬太尼混合罗哌卡因患者自控硬膜外镇痛（PCEA）对产后尿潴留的影响，采用随机双盲法，将 198 例要求用硬膜外自控镇痛泵的产妇分为罗哌卡因组（R 组 n=100）和芬太尼混合罗哌卡因组（RF 组 7，n=98），分别用 0.2%罗哌卡因和 0.2%罗哌卡因加上 2μg/mL 芬太尼，临床上每小时估算一下膀胱的充盈程度，用 B 超来监测残尿量，结果显示：加了芬太尼的一组并没有增加产后尿潴留的风险并可提供良好的镇痛效果。Beilin 指出硬膜外腔分娩镇痛存在三方面争议问题：①剖宫产率是否会增加，少数人认为可能增加，但多数人认为与其他分娩镇痛方法并无差别；②母乳喂养困难问题，多数人认为分娩镇痛好，产妇心情也好，母亲与新生儿接触提前，这样有助于顺利哺乳成功；③是否会引起并发症，有人报告产妇体温上升0.07℃/h，多数人认为体温的变化微小，无显著性差异。

由于尿潴留不仅可以导致尿路感染，膀胱麻痹，体内代谢废物积聚，也影响产后子宫的恢复，致阴道出血量增多，易导致产后泌尿道感染，它增加了产妇的痛苦，故应及时处理。Zaki MM 等曾报道，在产后尿潴留的诊断标准上并没有统一意见，但在分娩期和产后对膀胱的护理很重要，要密切观察并及时给予处理。其治疗原则为：为防止尿潴留发生，应鼓励产妇尽早自解小便。产后 3～4h 即应让产妇排尿，若排尿困难，应解除怕排尿引起疼痛的顾虑，鼓励产妇坐起排尿，用热水熏洗外阴，用温开水冲洗尿道口周围，或按摩膀胱，诱导排尿。下腹置热水袋，针灸以及肌肉注射新斯的明均可起到促使排尿的作用。若使用上述方法均无效时应予导尿，必要时留置导尿管1～2d，因导尿法可能造成尿路感染，因此，一般不要轻易导尿，如膀胱充盈超过 700mL时可用此法，并留置导尿管，24h 后多能自行排尿。注意产褥期会阴伤口处理，避免伤口水肿、感染而刺激尿道。饮食宜清淡且富于营养，忌食生冷寒凉及辛辣香燥之品，产后短时间内多饮汤水，从而引起尿意。

四、治疗

（一）心理疏导

解除产妇的紧张心理，让产妇树立信心。用温水冲洗外阴，按摩腹部膀胱膨隆部，以推压手法环形按摩 5min 左右，此方法简便易行，无不适感，同时还可促进子宫收缩，减少产后出血，可让产妇听到流水声刺激其尿意而促进排尿；让产妇精神放松，采取自己习惯的排尿体位；产后要尽早鼓励产妇多饮水，及时下床解小便。

（二）热敷疗法

用消毒的湿热巾敷于肿胀的尿道口及下腹部，促使尽快消肿。按摩膀胱，诱导排尿，或将热水倒入便盆内，令产妇坐其上，利用湿热蒸汽的熏蒸可使尿道口痉挛缓解而排尿，也可给予肛门注入开塞露后刺激排大便，借腹肌力量促进膀胱排尿。

（三）红外灯或周林频谱仪照射排尿法

用红外线或周林频谱仪在产生尿潴留的膀胱区照射 15～20min，效果良好，电磁波本身具有解除平滑肌痉挛的作用，并能促进神经传导的功能恢复，红外线的主要生物学效应是热能，当热能进入人体组织后亦具有松弛平滑肌的作用，两者均可解除膀胱括约肌的痉挛，促进尿液排出，其优点是操作简便，患者无任何痛苦。

（四）低压灌肠法

肛门括约肌与膀胱括约肌有协同作用，当排出灌肠液同时，尿液也随之排出。

（五）开塞露纳肛法

柯国琼等人利用排便促使排尿的神经反射原理，采用开塞露纳肛，促使逼尿肌收缩，内括约肌松弛而导致排尿。

（六）药物治疗

（1）卡巴胆碱 0.25mg 肌注，促使膀胱平滑肌收缩而排尿。必要时给予抗生素以防尿路感染。

（2）溴新斯的明：有抗胆碱酯酶的作用而起到刺激胆碱能神经的兴奋作用，对膀胱过度充盈而引起麻痹者有效。口服片剂 1 次 15mg，针剂为 0.5mg/mL 或 1mg/2mL，肌肉注射，或双侧足三里穴位封闭，促使排尿，或加兰他敏 2.5mg 肌肉注射促进排尿。

（3）安贝氯铵又称美斯的明，作用也是抗胆碱酯酶，类似新斯的明，为片剂，每次服 5～25mg，每日 3 次。

（七）导尿法

在诱导排尿无效时，临床上常采用无菌导尿术留置导尿管导尿，应在严格无菌操作下放置导尿管，排空膀胱并保留尿管开放 24h，使膀胱充分休息，然后每 2～4h 开放尿管 1 次，以锻炼膀胱肌肉的收缩功能，1～2d 后撤除尿管多能自行恢复排尿功能。然而，有报道在对 120 例尿路医院感染的发生及其相关因素进行调查时，发现导尿所致的尿路感染是最直接、最严重的相关因素。近年来，Foley 管由于其易固定、便于清洁而在临床上广泛应用，但由此引发的问题如拔尿管困难致尿道损伤往往在解除尿潴留的同时，又额外地增加了患者的痛苦和经济负担，如果反复插导尿管，应给予抗生素治疗，防止感染。

第七章　妇产科常用护理技术

第一节　会阴擦洗/冲洗

会阴擦洗/冲洗是利用消毒液对会阴部进行擦洗/冲洗的技术。女性尿道、阴道及肛门彼此相距很近且会阴部温暖、潮湿，病菌容易滋生，因此，会阴部位容易感染。会阴擦洗/冲洗常用于局部清洁，是妇产科临床护理工作中最常用的护理技术。

一、目的

保持患者会阴及肛门部清洁，促进患者的舒适和会阴伤口的愈合；防止生殖系统、泌尿系统的逆行感染。

二、适应证

1.妇科或产科手术后，留置导尿管者。

2.会阴部手术术后患者。

3.产后会阴有伤口者。

4.长期卧床，生活不能自理的患者。

5.急性外阴炎患者。

三、物品准备

1.橡胶单、中单各 1 块或 1 次性垫巾 1 块，1 次性手套 1 副。

2.会阴擦洗盘 1 个，盘内放置消毒弯盘 2 个，无菌镊子或卵圆钳 2 把，浸有 0.02%～0.05%聚维酮碘（碘附）溶液或 1∶5000 高锰酸钾溶液的棉球若干个，无菌干纱布 2 块。

若行会阴冲洗，则应准备内盛消毒液[如 0.02%聚维酮碘（碘附）溶液，1∶5000 高锰酸钾溶液或 0.1%苯扎溴铵溶液等]，500ml 的冲洗壶 1 个，消毒干棉球若干，水温计 1 支，便盆 1 个。

四、操作方法

1.核对患者的床号、姓名，评估患者会阴情况，并向其说明会阴擦洗/冲洗的目的、方法，以取得患者的理解和配合。注意请病房内多余人员暂时回避，以减轻患者心理负担。

2.嘱患者排空膀胱，脱下一条裤腿。协助患者取屈膝仰卧位，双腿略外展，暴露外阴，给患者臀下垫橡胶单、中单或 1 次性垫巾，若行会阴部冲洗，应将便盆放于中单或 1 次性垫巾上。注意为患者保暖，屏风遮挡。

3.操作者将会阴擦洗盘放至床边，戴 1 次性手套，将一个消毒弯盘置于患者会阴部。用一把无菌镊子或卵圆钳夹取干净的药液棉球，再用另一把镊子或卵圆钳夹住棉球进行擦洗。

一般擦洗 3 遍。第 1 遍要求由外向内、自上而下、先对侧后近侧，按照阴阜→大腿内上 1/3→大阴唇→小阴唇→会阴及肛门的顺序擦洗，初步擦净污垢、分泌物和血迹等。第 2 遍擦洗的原则为由内向外，自上而下，先对侧后近侧，每擦洗一个部位更换一个棉球，以防止伤口、尿道口和阴道口被污染。第 3 遍顺序同第 2 遍，擦洗时均应注意最后擦洗肛门。对会阴有伤口者，需更换棉球，单独擦洗会阴伤口。必要时，可根据患者的情况增加擦洗的次数，直至擦净，最后用纱布擦干。

若行会阴部冲洗，护士应一手持盛有消毒液的冲洗壶，另一手持镊子或卵圆钳夹住消毒棉球，一边冲刷一边擦洗，顺序同会阴擦洗。冲洗完毕，撤去便盆。

4.操作结束后，撤去橡胶单、中单或 1 次性垫巾，协助患者整理衣裤及床单位。

五、护理要点

1.擦洗或冲洗时，应注意观察会阴部及会阴伤口周围组织有无红肿、分泌物及其性质和伤口愈合情况，发现异常及时记录并向医师汇报。

2.产后及会阴部手术的患者，每次排便后均应擦洗会阴，预防感染。

3.对有留置导尿管者，应注意导尿管是否通畅，避免脱落或打结。

4.注意无菌操作，最后擦洗有伤口感染的患者，以避免交叉感染。每次擦洗/冲洗前后，护士均需洗净双手。

第二节　阴道灌洗/冲洗

阴道灌洗/冲洗是用消毒液对阴道进行清洗的技术。通过阴道灌洗可使宫颈和阴道保持清洁，避免当子宫切除过程中阴道与盆腔相通时，细菌或病原体进入盆腔引起感染，减少术后阴道残端炎症等并发症。该操作技巧要求较高，需要患者的良好配合。

一、目的

促进阴道血液循环，减少阴道分泌物，缓解局部充血，达到控制和治疗炎症的目的，使宫颈和阴道保持清洁。

二、适应证

1.各种阴道炎、宫颈炎。

2.子宫切除术前或阴道手术前的常规阴道准备。

三、物品准备

1.橡胶单、中单各1块或1次性垫巾1块，1次性手套1副。

2.1次性妇科阴道冲洗器1个（带有控制冲洗压力和流量的调节开关），输液架1个，弯盘1个，便盆1个，阴道窥器1个，水温计1个，干纱布若干。

3.灌洗溶液：常用的阴道灌洗溶液有0.02%聚维酮碘（碘附）溶液；0.1%苯扎溴铵（新洁尔灭）溶液；生理盐水；2%~4%碳酸氢钠溶液；1%乳酸溶液；4%硼酸溶液；

0.5%醋酸溶液；1∶5000 高锰酸钾溶液等。

四、操作方法

1.核对患者的床号、姓名，并向其说明阴道灌洗/冲洗的目的、方法，取得患者的理解和配合，引导患者到治疗室或检查室。

2.嘱患者排空膀胱，协助患者上妇科检查床，取膀胱截石位，臀下垫橡胶单、中单或 1 次性垫巾，放好便盆。

3.根据患者的病情配制灌洗液 500～1000ml，将装有灌洗液的 1 次性妇科阴道冲洗器挂于床旁输液架上，其高度距床沿 60～70cm，排去管内空气，试水温（41～43℃）适宜后备用。

4.操作者应戴 1 次性手套，用一手持冲洗器，打开开关，先用灌洗液冲洗外阴部，然后用另一手将小阴唇分开，将冲洗器的灌洗头沿阴道纵侧壁的方向缓缓插入阴道达阴道后穹隆部，灌洗时应边冲洗边将灌洗头围绕子宫颈轻轻地上下左右移动。阴道灌洗也可用阴道窥器暴露宫颈后再进行，冲洗时应不停地转动阴道窥器，将整个阴道穹隆及阴道侧壁冲洗干净。

5.当灌洗液剩 100ml 左右时，关上开关，用阴道窥器者可将阴道窥器向下按，以使阴道内的液体流出。拔出灌洗头和阴道窥器，再冲洗 1 次外阴部，然后扶患者坐于便盆上，使阴道内残留的液体流出。

6.灌洗/冲洗结束后，用干纱布擦干外阴，撤去便盆、橡胶单、中单或 1 次性垫巾，协助患者整理衣裤，下妇科检查床。

五、护理要点

1.冲洗器灌洗筒距床沿的距离不应超过 70cm，以免压力过大，水流过速，使灌洗液或污物进入子宫腔或灌洗液与局部作用的时间不足。

2.灌洗液温度以 41～43℃为宜，温度不能过高或过低。温度过低患者不舒适，温度过高则可能烫伤患者的阴道黏膜。

3.灌洗溶液应根据不同的灌洗目的选择。滴虫性阴道炎的患者,应用酸性溶液灌洗;外阴阴道假丝酵母菌病患者,则用碱性溶液灌洗;非特异性阴道炎者,用一般消毒液或生理盐水灌洗;术前患者可选用聚维酮碘(碘附)溶液、高锰酸钾溶液或苯扎溴铵溶液进行灌洗。

4.灌洗头插入不宜过深,其弯头应向上,灌洗过程中动作要轻柔,避免刺激后穹隆引起不适,或损伤局部组织引起出血。用阴道窥器灌洗时,应轻轻旋转阴道窥器,使灌洗液能达到阴道各部。

5.产后10日或妇产科手术2周后的患者,若合并阴道分泌物浑浊、有臭味、阴道伤口愈合不良、黏膜感染坏死等,可行低位阴道灌洗,冲洗器灌洗筒的高度一般不超过床沿30cm,以避免污物进入宫腔或损伤阴道残端伤口。

6.未婚妇女可用导尿管进行阴道灌洗,不能使用阴道窥器;月经期、产后或人工流产术后子宫颈口未闭或有阴道出血的患者,不宜行阴道灌洗,以防引起上行性感染;宫颈癌患者有活动性出血者,为防止大出血禁止灌洗,可行外阴擦洗。

第三节　会阴湿热敷

会阴湿热敷是应用热原理和药物化学反应,利用热敷溶液促进血液循环,增强局部白细胞的吞噬作用和组织活力的一种护理技术。

一、目的

促进局部血液循环,改善组织营养,增强局部白细胞的吞噬作用,加速组织再生达到消炎、止痛的作用;促进水肿吸收,使陈旧性血肿局限;促进外阴伤口的愈合。

二、适应证

1.会阴水肿及血肿的吸收期。

2.会阴硬结及早期感染者。

三、物品准备

1.橡胶单、中单各 1 块或 1 次性垫巾 1 块，棉垫 1 块，1 次性手套 1 副。

2.会阴擦洗盘 1 个，无菌纱布数块，医用凡士林，棉签若干，热源袋如热水袋、电热宝等，红外线灯。

3.热敷溶液沸水，煮沸的 50%硫酸镁、95%乙醇。

四、操作方法

1.核对患者的床号、姓名，并向其说明会阴湿热敷的目的、方法、效果及预后，取得患者的理解和配合。

2.嘱患者排空膀胱，协助患者松解衣裤，暴露热敷部位，臀下垫橡胶单、中单或 1 次性垫巾。

3.热敷部位先用棉签涂上一薄层凡士林，盖上干纱布，再轻轻敷上浸有热敷溶液的温纱布，外面盖上棉垫保温。

4.一般每 3～5 分钟更换热敷垫 1 次，热敷时间约 15～30 分钟，可用热源袋放在棉垫外或用红外线灯照射以延长更换热敷垫的时间。

5.热敷完毕后，移去热敷垫，观察热敷部位皮肤，用纱布拭净皮肤上的凡士林，协助患者整理衣裤，撤去橡胶单、中单或 1 次性垫巾，整理好床单位。

五、护理要点

1.会阴湿热敷应该在行会阴擦洗、外阴局部伤口的污垢清洁后进行。

2.湿热敷的温度一般为 41～46℃。

3.湿热敷的面积应是病损范围的 2 倍。

4.定期检查热源袋的完好性，防止烫伤，对休克、虚脱、昏迷及术后感觉不灵敏的患者应尤为注意。

5.热敷的过程中，护士应随时评价效果，并为患者提供一切生活护理。

第四节　阴道或宫颈上药

阴道或宫颈上药是将治疗性药物涂抹到阴道壁或宫颈黏膜上，达到局部治疗作用的一项操作，在妇产科护理中应用十分广泛。阴道和宫颈上药操作简单，既可以在医院门诊由护士操作，也可教会患者自己在家上药。

一、目的

治疗各种阴道炎和子宫颈炎。

二、适应证

各种阴道炎、子宫颈炎或术后阴道残端炎。

三、物品准备

1.橡胶单、中单各1块或1次性垫巾1块，1次性手套1副。

2.阴道灌洗用物1套、阴道窥器1个、长镊子、消毒干棉球、消毒长棉棒、带尾线的大棉球或纱布若干。

3.药品

（1）阴道后穹隆塞药：常用甲硝唑、制霉菌素等药片、丸剂或栓剂。

（2）局部非腐蚀性药物上药：常用196甲紫、新霉素或氯霉素等。

（3）局部腐蚀性药物上药：常用20%～50%硝酸银溶液、20%或100%铬酸溶液。

（4）宫颈棉球上药：有止血药、抗生素等。

（5）喷雾器上药：常用药物有土霉素、磺胺嘧啶、呋喃西林、己烯雌酚（乙蔗酚）等。

四、操作方法

1.核对患者的床号、姓名，向其说明阴道或宫颈上药的目的、方法、效果及预后，取得患者的理解和配合。

2.嘱患者排空膀胱，协助其上妇科检查床，取膀胱截石位，臀下垫橡胶单、中单或1次性垫巾。

3.行阴道灌洗后，用阴道窥器暴露阴道、宫颈，用消毒干棉球拭去子宫颈及阴道后穹隆、阴道内的灌洗液、黏液或炎性分泌物，以便药物能直接接触炎性组织而提高疗效。根据病情和药物的不同性状可采用以下几种方法。

（1）阴道后穹隆塞药：常用于治疗滴虫性阴道炎、阴道假丝酵母菌病、萎缩性阴道炎及慢性宫颈炎等患者。护士可将药物用长镊子放至阴道后穹隆处，也可指导患者自行放置。若由患者自行用药，则护士应指导患者于临睡前洗净双手或戴指套，用一手示、中指夹持药品并用示指将药片或栓剂沿阴道后壁推进至示指完全伸入为止。为保证药物局部作用的时间，宜睡前用药。

（2）局部用药：局部所用药物包括非腐蚀性药物和腐蚀性药物，常用于治疗宫颈炎和阴道炎的患者。①非腐蚀性药物：用于治疗阴道假丝酵母菌病的患者常用1%甲紫，每天1次，7～10日为一个疗程；用于治疗急性或亚急性子宫颈炎或阴道炎的患者常用新霉素、氯霉素。给予非腐蚀性药物时可用棉球或长棉棒蘸药液直接涂擦于阴道壁或子宫颈；②腐蚀性药物：用于治疗宫颈糜烂样改变。用长棉棒蘸少许20%硝酸银药液或铬酸溶液涂于宫颈的糜烂面，并插入宫颈管内约0.5cm，稍后用生理盐水棉球擦去表面残余的药液，最后用干棉球吸干。硝酸银溶液每周用药1次，2～4次为一个疗程，铬酸溶液每20～30日上药1次，直至糜烂面完全光滑为止。

（3）宫颈棉球上药：适用于子宫颈亚急性或急性炎症伴有出血者。在操作时，用阴道窥器充分暴露子宫颈，用长镊子夹持带有尾线的宫颈棉球浸蘸药液后塞压至子宫颈处，同时将阴道窥器轻轻退出阴道，然后取出镊子，防止退出窥器时将棉球带出或移动位置，将棉球线尾露于阴道口外，并用胶布固定于阴阜侧上方。嘱患者于放药12～

24 小时牵引棉球尾线自行取出。

（4）喷雾器上药：适用于非特异性阴道炎及萎缩性阴道炎患者。各种阴道用药的粉剂如土霉素、呋喃西林、己烯雌酚（乙蔗酚）等药均可用喷雾器喷射，使药物粉末均匀散布于炎性组织表面上。

五、护理要点

1.上非腐蚀性药物时，应转动阴道窥器，使阴道四壁炎性组织均能涂上药物。

2.应用腐蚀性药物时，要注意保护好阴道壁及正常的宫颈组织。上药前可将纱布或干棉球衬垫于阴道后壁及阴道后穹隆，以免药液下流灼伤正常组织。药液涂好后用干棉球吸干，立即如数取出所垫纱布或棉球。

3.棉棒上的棉花必须捻紧,涂药时应向同一方向转动,防止棉花落入阴道难以取出。

4.阴道栓剂最好于晚上或休息时上药，避免起床后脱出，影响治疗效果。

5.给未婚妇女上药时不用窥器，可用长棉棒涂抹或用手指将药片推入阴道。

6.经期或子宫出血者不宜阴道给药

7.用药期间应禁止性生活。

第五节　坐浴

坐浴可借助水温与药液的作用，促进局部组织的血液循环，增强抵抗力，减轻外阴局部的炎症及疼痛，使创面清洁，利于组织的恢复。

一、目的

清洁外阴，改善局部血液循环，消除炎症，利于组织修复。

二、适应证

1.外阴、阴道手术或经阴道行子宫切除术术前准备。

2.外阴炎、阴道非特异性炎症或特异性炎症、子宫脱垂者。

3.会阴伤口愈合但局部有硬结者。

4.膀胱阴道松弛者。

三、物品准备

1.消毒小毛巾 1 块。

2.坐浴盆 1 个、30cm 高的坐浴盆架 1 个。

3.溶液的配制。

（1）滴虫性阴道炎：临床上常用 0.5%醋酸溶液、1%乳酸溶液或 1∶5000 高锰酸钾溶液。

（2）阴道假丝酵母菌病：一般用 2%～4%碳酸氢钠溶液。

（3）萎缩性阴道炎：常用 0.5%～1%乳酸溶液。

（4）外阴炎及其他非特异性阴道炎、外阴阴道手术前准备：可用 1∶5000 高锰酸钾溶液、1∶1000 苯扎溴铵（新洁尔灭）溶液、0.02%聚维酮碘（碘附）溶液；中成药液如洁尔阴、肤阴洁等。

四、操作方法

1.核对患者的床号、姓名，并向其说明坐浴的目的、方法、效果，取得患者的理解和配合。

2.根据病情需要按比例配制好足够量的溶液，溶液需能够浸泡全臀和外阴部，将坐浴盆置于坐浴架上。

3.嘱患者排空膀胱后将全臀和外阴部浸泡于溶液中，一般持续约 20 分钟，结束后用消毒小毛巾蘸干外阴部。

根据水温不同坐浴分为 3 种：①热浴：水温在 39～41℃，适用于渗出性病变及急性炎性浸润，可先熏后坐，持续 20 分钟左右；②温浴：水温在 35～37℃，适用于慢性盆腔炎、手术前准备；③冷浴：水温在 14～15℃，刺激肌肉神经，使其张力增加，改善血液循环。适用于膀胱阴道松弛、性无能等，持续 2～5 分钟即可。

五、护理要点

1.月经期妇女、阴道流血者、孕妇及产后 7 日内的产妇禁止坐浴。

2.坐浴溶液应严格按比例配制，浓度过高容易造成黏膜烧伤，浓度太低影响治疗效果。

3.水温适中，不能过高，以免烫伤皮肤。

4.坐浴前应先将外阴及肛门周围擦洗干净。

5.坐浴时需将臀部及全部外阴浸入药液中。

6.注意保暖，以防受凉。

参考文献

［1］陈艳.现代妇产科诊疗［M］.北京：中国纺织出版社，2019.

［2］于彬.妇产科诊疗基础与临床实践［M］.北京：科学技术文献出版社，2019.

［3］郑华恩.妇产科临床实践［M］.广州：暨南大学出版社，2018.

［4］孙会玲.妇产科诊疗技术研究［M］.汕头：汕头大学出版社，2019.

［5］李红.妇产科诊疗思维与实践［M］.上海：同济大学出版社，2019.

［6］李建华，陈晓娟，徐成娟.现代妇产科诊治处理［M］.北京：科学技术文献出版社，2019.

［7］王伟莎.妇产科临床诊治［M］.武汉：湖北科学技术出版社，2017.

［8］周齐，闫亚男.妇产科诊疗技术与临床实践［M］.武汉：湖北科学技术出版社，2018.

［9］吴尚青，刘利虹，彭鹏.实用妇产科诊断与治疗［M］.北京：科学技术文献出版社，2018.

［10］胡相娟.妇产科疾病诊断与治疗方案［M］.昆明：云南科技出版社，2020.

［11］孙丽丽.妇产科诊断与治疗精要［M］.昆明：云南科技出版社，2020.

［12］魏晓蕾.妇产科诊疗思维实践［M］.天津：天津科学技术出版社，2018.

［13］董平.现代妇产科精要［M］.天津：天津科学技术出版社，2018.

［14］石春红.现代妇产科疾病诊治与手术［M］.天津：天津科学技术出版社，2018.

［15］陈风华.实用妇产科临床实践［M］.天津：天津科学技术出版社，2017.

［16］夏海鸥.妇产科护理学［M］.3版.北京：人民卫生出版社，2014.

［17］柳韦华，刘晓英，王爱华.妇产科护理学［M］.武汉：华中科技大学出版社，2017.